催眠现场

流静 著

1 情感之困

Hypnotherapy

1. The Confusion of Emotion

团结出版社

UNITY PRESS

图书在版编目（ＣＩＰ）数据

催眠现场. 1，情感之困 / 流静著. -- 北京 ：团结
出版社，2019.6

ISBN 978-7-5126-6727-3

Ⅰ. ①催… Ⅱ. ①流… Ⅲ. ①催眠治疗 Ⅳ.
①R749.057

中国版本图书馆 CIP 数据核字 (2019) 第 026536 号

出　版：团结出版社
　　　　（北京市东城区东皇城根南街 84 号　邮编：100006）
电　话：(010) 65228880　65244790　（出版社）
　　　　(010) 65238766　85113874　65133603（发行部）
　　　　(010) 65133603（邮购）
网　址：http://www.tjpress.com
E-mail: zb65244790@vip.163.com
　　　　fx65133603@163.com（发行部邮购）
经　销：全国新华书店
印　装：天津盛辉印刷有限公司

开　本：160mm×220mm　　　16 开
印　张：19.25
字　数：202 千字
印　数：5045
版　次：2019 年 6 月　第 1 版
印　次：2019 年 6 月　第 1 次印刷

书　号：978-7-5126-6727-3
定　价：58.00 元

目录
contents ● ● ● ● ●

contents

contents ● ● ● ● ●

● ● ● ● ● contents

痛苦的意义

致敬每一个
在痛苦中自省的灵魂

痛苦的意义

—— 致敬每一个在痛苦中自省的灵魂

一

　　我知道，你一个人，穿越千山、不远万里，风尘仆仆地来到我的面前。你一个人，逃离了生活的牵绊、工作的缠绕，满身疲惫地来到我的面前，成为我的催眠个案。你在我面前低低地啜泣、深深地叹息，都是因为"痛苦"二字。

　　这些痛苦，可能是情感的创伤、事业的迷茫，也可能是身体的疼痛、心灵的惆怅。

　　我无法想象，在那或长或短的生命中，你经历了那么多不堪回首的往事和无法言说的苦楚，却在每天太阳升起的时候，依然强作笑颜、泪不轻弹地去面对慌乱的生活、烦琐的工作和最最亲密的人。

每一步向下的沦陷，一寸寸吞没你的肌肤，却让你的心灵在黑暗的深夜里慢慢醒来；

每一步向下的沦陷，一点点消磨你的生机，却在你的内心催生出一份求生的渴望；

每一步向下的沦陷，无法阻止的坠落，却在无形的势能中反弹出一份向上的力量！

所有的痛苦，不是将人毁灭，就会将人唤醒。人世间，唯有痛苦，才会真正地让人停下来，审视周围，反思自己；也唯有更深的痛苦才会让人置之死地而后生，绝地反击。

终于有一天，在四面楚歌的围困之中，你决定出走，去寻找完全不一样的生活。终于有一天，你来到了我的面前，小心翼翼地揭开一层又一层的面具，赤裸裸地面对一道又一道创伤，为了寻找一份答案，揭开一个谜底。

痛苦就是这样推动着我们，引领着我们，坚定地走上寻找心灵世外桃源的道路。这个过程就像《桃花源记》中记载的那样：秦时战乱，生灵涂炭，生存的痛苦，让人们挈妇将雏，背井离乡，在经历千辛万苦之后，终于找到一处"土地平旷，屋舍俨然"的安宁世界，守着一份"阡陌交通，鸡犬相闻"的恬淡时光，过上"不知有汉，无论魏晋"的世外生活。

有多少人在羡慕着你外表的光鲜，他们觉得你是集万千宠爱于一身的傲娇公主，是在无硝烟的商场博弈中战无不胜的王者，他们觉得你在东倒西歪的生活中早已练就了铜墙铁壁，根本不相信你会有那么深的痛苦与绝望，那么多的挣扎与沮丧。毕竟，哪个人不是在七荤八素、霸道蛮横的现实生活中一肚子的委屈？哪个人不是在一波未平一波又起中辗转应对？

但是，人与人对痛苦的最大承载值是不一样的。而且，对同一个人来说，在别的地方，吃多少苦，受多少累都可以，唯独在这件事、这个点、这个人身上，你痛苦的承载值就特别特别的低，低到再加一根稻草就可以轰然倒地、一溃千里。

谁也不知道在你强装镇定、淡然一笑的背后，已经开始咽下委屈、擦干眼泪，郑重地警告自己——要么彻底毁灭、要么破茧成蝶！

司马迁曾言："夫天者，人之始也；父母者，人之本也。人穷则反本，故劳苦倦极，未尝不呼天也；疾痛惨怛，未尝不呼父母也。"

当你无数次地追问苍天、追问大地，是什么让你经历这一切、承受这一切，而追问之后只有你愤怒的余音在不断回响的时候，一场向自己内心寻找答案的探索之旅就这样开始了，而这旅程的起点就是"痛苦"二字。

二

当你坐在我的面前告诉我，你想移除现在的痛苦，脱离现在的困境，渴望一种舒适自在的状态时，我会肯定地告诉你，当然可以，只要你愿意！

当你告诉我说，你隐约觉得有一种全新的生活在远处召唤，生活原本就不该活成现在的样子；你隐约地觉得生命有一种更广阔的图景，有一些更重要的事情去经历，去完成。我很赞成你的说法。

我问你，你是否真的相信你值得拥有、配得享受那么美好、那么圆满的生活状态？你是否有勇气放下固有的思维模式，或沉重的人生过往，是否有勇气改变自己，超越现在的困境，直达全新的状态？

周围的空气有些凝固，我的提醒似乎阻挡了你向往新生的热情。但是，放下，是一条必经之路。我仔细地看着你表情的变化，感受到此刻你在两种心态之间摇摆不定，一端是不敢，一端是不甘。

你不敢放下如同鸡肋的现在，不敢放下你熟悉得漫不经心就可以应对的工作和已经形同陌路的感情，你确定这些不够好，不是你最想要的，但是你不确定放下这些，你是否会拥有更好的、更适合你的。

同时，你还不甘心放弃现在所拥有的一切。选择时，你也曾辗转反侧地苦思过；选择后，你也曾无怨无悔地付出过。这一路走来，你爱了这么久，却没有得到你想要的结果。你还想再拼一把，再冲一次，来证明一切都没有错。

你不甘心就此放下，就此改变。你会觉得好像一旦放下，就意味着你满盘皆输，一败涂地；好像一旦离婚，所有曾经真挚的情感、快乐的时光都一同埋藏；好像一旦转行，所有求学的艰苦、业务的积累、人脉的经营都将一无是用，一笔勾销！

不是的。所有走过的路都不会是人生的弯路。

所有真心的付出都不会付诸东流。

所有的痛苦都不是没有意义的。

所有的失去都会以某种方式回归。

一切的经历，都会在某些方面或多或少地打磨着我们、规范着我们、成就着我们。

可能你会反问，每一次回放重播过往，全是痛点与泪点，哪有什么收获和成长？唯一希望的就是一觉醒来，生活中的意外与劫难消失得无影无踪。那么，我们可以反面"包抄"，换一个切入点：如果没有这件事，你就不会明白什么道理？

其实，如果不发生这件事，就不明白的道理，就是这件事情发生的意义。

借由这个问句走上这一条向内反思的道路，你可以继续追问，从这些痛苦中，你看到了什么？明白了什么？学会了什么？

如果你一直处在愤怒、委屈的情绪中，无法平静地面对一件事情、一段感情的结果，一直质问"为什么是我"，那么，我们也可以从反面思考：人人平等，"为什么不能是我"？

后一种问法，好像具有一种魔力，它可以瞬间把人带出情绪的状态，在承认事实、面对事实的情况下，冷静地开始检查自己，寻找答案。"既然是我，就看看怎么解决问题吧！"

渐渐地，你就会放下痛苦的经历带来的各种情绪，认真地去思考这件事情发生在你的生命中，是把什么样的礼物也带进了你的生命中。

其实，每一个痛苦的深处都会埋藏一份生命的礼物，等待我们超越痛苦，抵达那里。向下沉陷和向上突破的力量是平衡的。

如果我们有机缘轻而易举地结束痛苦，而没有痛定思痛，发现痛苦背后的深意，那么，我们就浪费了在这次经历中意识频率"突飞猛进"的机会。

所有过往的经历，只是春日里的耕地播种、夏日里的浇水锄草，等待秋日里的瓜熟蒂落、颗粒归仓。

如果一个人没有新的感悟和收获来修正之前的信念模式，改变之前的反应回路，产生痛苦的原因就会一直在那里，类似的问题随时还会发生，直到我们经历更大的痛苦，从痛苦中惊醒，痛苦的意义才最终呈现，由痛苦引发的疗愈和成长才真正发生。

三

每一种经历，包括痛苦的经历，都是人生中一份春种夏锄的耕耘。我们从这份耕耘中获得多少收获，不看天时地利，还要看我们自己的反思与领悟。

你用爱的眼光，发现了孩子的可爱，于是你很开心；你用挑剔的眼光，发现了同事的可恶，于是你很生气——原来，自己才是整个人生剧情的主导者，你可以决定自己站在哪个角度上打量周围，你看到的世界，就是你内心的风景。

你有力量为自己做出一种选择，同时，你也需要为自己的选择负责，即使是一次迫不得已的选择，你都无法逃离这份选择的结果。

佛陀在出生的时候说："天上地下，唯我独尊。"这个"我"，不是如来，不是佛陀，而是我们每一个人。"独尊"就是拥有最大的力量，决定着一切的运转。我们每个人行走在宇宙天地之间，都决定着自己的命运，是自己的主宰。我们自己要尊崇自己，珍重自己，保养自己。这是佛陀出生后的第一句话，也是我们每个人还未经历世俗沾染时最纯真的初心，是我们的赤子之心。

你可曾在每一件事情的背后，认识到我们最初本心的状态？

你是否相信我们真的拥有"天上地下，唯我独尊"的力量？

你是否相信所有的痛苦都是我们自己创造的，所有痛苦的发生都是用来提醒我们、修正我们的？

你是否相信，这一类的痛苦在我们想明白这一点之后就不再发生，因为痛苦的意义已经达成？

我已经不记得有多少次，陪伴着个案，在催眠的过程中，透过层层叠叠的痛苦，反复经历和印证这样的过程。

《老子》有言："为学日增，为道日损，损之又损，以至于无为。"我们还有很多限制性的信念，等着我们每一份痛苦的发生，来提醒我们，可以在哪个"课题"上继续成长，继续放下。就好像只有脚的疼痛，才会发现鞋子已经不合适了，需要换了；衣服小了才会发现，我们又长高了，长大了。难道我们不应该感恩疼痛和不适的提醒，反而去怨恨一双鞋、一件衣服？

正是经由这一份又一份痛苦，我们收到一份又一份的礼物，收回一份又一份的力量，借助这些力量，我们可以引领自己攀升到一个更高的生命层面，在那个高度上，我们会发现，曾经的痛苦的本质是阻止我们偏离生命目标的保障，是引领我们不断向上的动力。当我们借由它们实现生命的跨越和突破时，我们就可以拿回自己未知的那部分力量，创造生命无限的可能。

于心灵而言，"行万里路"也是一种体验，各种所谓不幸与痛苦也只是灵魂的一堂课，只要可以让我们经历，只要最有利于我们成长的，我们的潜意识①都会指引我们去选择。

就像《庄子》中所说的那样，把在人世间行走的自己，当成那个真正的我在这个世界的投影，"一龙一蛇"，"一上一下"，不管这条影子经历多少艰难险阻，那个真正的我，都会"浮游万物"，毫发无伤。

这时，你就会发现，经历的本身没有好与坏，所有的经历只不过是为了体验；所有体验只是为了学习；所有的学习，只是为了成长。这些成长丰富了我们的心灵，提升了我们的心力，开阔了我们的眼界，让我们一门一门地学习功课，学会接纳，学会勇敢，学会舍得，学会信任……看看我们在有限的人生中，能够完结多少课程，积攒多少能量。

当我们借由这些经历突破种种的限制，我们就会越来越放松，越来越自在。那时，不管我们身在何处，都不慌张、不恐惧、不控制、不计较，都可以信任"高我"的安排，真正明白"一切都是最好的安排"。

---

① 潜意识：这里说的潜意职不同于传统心理学中所说的"潜意识"，具体解释请见附录《什么是量子催眠疗法》。

四

所有的这些启示，都是我在成为一名职业的催眠师后次第经历、慢慢明白、最终确认的，我也是借由着一次又一次的催眠不断地突破和成长。

你也许会认为，催眠太奇幻了，太可怕了，催眠师会决定着你看到什么、说出什么。其实，在催眠的过程中，你会看到什么，经历什么，完全不是我可以左右的。

有些个案看到的是一个情绪饱满、结构完整的人生故事，从生到死的各种细节真实到让人确信自己真的曾经那样经历过；有些个案看到的就是形式更抽象、内容更模糊，忽然这里、忽然那里的片段式的情景，更具有象征性和表现力，看起来却不那么真实。

之所有会有这样的差别，是因为每个个案的能量级别和思维习惯的不同。让我打一个比喻来说明这个问题：

要给幼儿园的小朋友讲清楚从家到学校的距离很远，要注意安全这件事，先要画一个有爸爸妈妈、有床和沙发的房子来代表家，再画一个有老师、小朋友和国旗的房子代表学校，中间再用双线画出一条长长的、弯弯曲曲的道路，路上还要点缀树木、红绿灯和斑马线。全部画好了，对着这些图才开始讲道理。讲述时候还要加上什么听话的小鸡和淘气的狐狸之类的形象。

如果给高中生讲同样的道理，我们只需要画一个点代表家，另一个点代表学校，中间一条直线代表道路，最多再画几个交叉线代表大的十字路口就足够了。

如果给我们家长讲孩子上学放学要注意安全，就可以不用图画呈现，直接强调一下安全的重要性就可以了。

当然，催眠中看到场景的多少和详略，并不是由领悟能力的高低来决定的，只是"因材施教"罢了。所以，不能以看到了什么、没有看到什么、画面是否清楚、细节是否丰富来评判一次催眠的成功与否。真正在幕后主导这一切、安排这一切的是我们每个人的潜意识。

而我作为一名催眠师，只是催眠过程中的陪伴者，不审判个案过去的对错，也不决定个案未来的方向。有一个很好的比喻可以说明催眠师在个案人生旅程中所起的作用。跟上我的节奏，进入这个比喻：

你的意识就像是一位司机，你的身体是你开的一辆车，你的潜意识就是这辆生命之车上的原装导航仪，已经设定好了今生的路线图和目的地，也就是早就规划好了你的人生功课和使命，知道你路过的每一座山，每一条河，每一个人。

现在你开着开着车，过着过着日子，忽然发现迷了路，甚至忘了自己的规划，忘了车上还有导航仪。或者你知道车上自带导航仪，却不知道怎么打开。于是你邀请一位陪驾来到车上，进入你的生命行程。这个陪驾就是催眠师。

陪驾坐在副驾驶的位置上，首先起到的作用是陪伴和安慰迷失方向的司机，让你慢慢地安静下来，感受温暖和放松。但是，作为陪驾最重要的工作是让你听到车上超级导航仪的声音。

陪驾用跟你聊天的方式这里拧拧，那里按按，经过一番努力，终于你可以听到全知全能的导航仪的声音了。有了这个导航仪，你既可以从容地查找休息区域、避开拥堵路线，又可以自由地选择是最短路线、最少红灯还是避免高速收费的路线，还可以明确知道目的地的方向、距离目的地还有多远……可以说导航仪在手，全程无忧。

调整好了导航仪，陪驾就可以下车了，要知道，催眠师只是你的陪驾员，而不是代驾员，方向盘和油门一直都在你的手里。接下来的行程中，听不听导航仪的话，快速还是慢速行驶，都是你自己的选择，没有哪位催眠师能够决定或替代你接下来的旅程，也没有哪一位催眠师会陪伴你走完全程。

做了很久的催眠，我渐渐发现，每一个催眠案例的背后都有一个圆满的套路，那就是个案借由痛苦情绪的推动，走上自我反思、自我追寻的道路，当个案准备好了足够的勇气，可以敞开和面对自己的时候，就会在潜意识的带领下，开始穿越痛苦的幻象，层层脱落不属于自己的面具，发现自己真实的样子，实现人生剧情的翻转。

我觉得看到这个游戏规则的你，可以试着利用这个规则，去突破自己当下的困局。如果你不知道具体如何去做，书中的案例生动形象地展示了一些突破困局的过程。这些文字的背后都是有力量的，它们会像光一样照进你的内心，让你在黑夜的探索中感到一丝温暖、一点指引。

这也就是我写下这些文字的目的，不仅照亮你，也照亮我自己。

流静

阅读指南 READING GUIDE

（对于读懂此书很重要）

阅读指南

　　书中所有的故事都来自作者真实的催眠案例。为方便读者阅读，作者对这些案例进行了艺术加工，主要做了以下几方面的工作：

　　一、文章中所有个案的名字都是化名，所有个案不希望透露的个人隐私或者催眠细节都已经隐去。催眠态中过于简短、恍惚的镜头已经删除；个案问题清单上反复出现的同一类问题已经精简归纳；潜意识特别跳跃、错综复杂的思路，已经调整成读者更容易理解的逻辑次序。

　　二、最大程度地删减催眠师说的话。删而不录的内容包括催眠的引导语，情景回溯中的提问引导，与潜意识对话中重复、确认潜意识的话，以及安慰鼓励个案的话。删去这些枝蔓，保证文章更多的篇幅用以呈现个案在催眠过程中的经历以及潜意识的智慧，这些是文章最有价值的内容。

　　三、本着删繁就简的原则，在保留个案语言特色的基础上，修改个案在催眠状态下断续啰唆、支离破碎的语言，争取以最简洁、高效的词句表达催眠状态下呈现出来的复杂的剧情、丰富的情感、深刻的智慧。

书中大部分的文章结构采用了金镶玉的形式，一头一尾加中间主体部分。开篇是"引子"，一般记叙作者写这篇文章的初心，催眠师与个案在见面之前的交流等，为正文的展开作一个铺垫。全篇的收束部分是"催眠师说"。一般是对文章中的某一点，从催眠专业的角度给予分析和补充，对整个催眠发出感慨等。文章中间的主体部分，大都是依据一场催眠自然的流程划分为以下几部分：

一、"与个案面对面"一般会记录催眠师与个案面对面聊天的情况，包括催眠师对个案的主观印象、个案过往的人生经历个案现在面临的主要困惑等。

二、"情景回溯"记录正式进入催眠状态后个案看到的情景。在实际催眠的过程中，这部分内容是由催眠师和个案一问一答的形式完成的，为使行文简洁、故事流畅，文章中改成由个案自己讲述的形式呈现出来。这往往是一场催眠中精彩纷呈、脑洞大开的地方。

三、"与潜意识对话"采用一问一答的形式高度还原了催眠现场催眠师与潜意识对话的场景，是每篇催眠中信息浓度最高、智慧最深的地方。为节省版面字数，用"催"字代表"催眠师"，用"潜"字代表"潜意识"。个案生活中的困扰与情景回溯的内容在这里被巧妙地联系起来，值得前后对照、反复阅读、细细思量。用心的读者一定会从这一部分的文字看到自己的影子，获得困惑的答案。

催眠中所看到的故事，与个案的生活到底有着怎样幽微的联系，这是在催眠中潜意识会说清楚的问题。我曾经跟一个朋友谈催眠时举了一个例子。催眠中出现的各种情景都是一场精心编排上演的大戏，而之后与潜意识的对话，更像是演出结束之后，邀请剧目主创人员从幕后走到前台，跟大家细说创作的思路和场景的深意。在这个环节，会有更多的谜底被揭开，直截了当地表达出来。

四、"余韵尾声"部分，或者是记录催眠当天个案从催眠状态中出来后，对催眠过程的回顾和感叹，或者是记录催眠结束一段时间后，催眠师与个案的互动，是对一场催眠的总结以及这场催眠在个案后来生活中的回响。

当然，书中也有少量的文章不是按照一次催眠的流程书写的，而是催眠师对于催眠工作的总结和感悟。这部分结构和内容就随意多了，但可以帮助读者更好地理解催眠的意义、疗愈的发生，所以也一并收在书中。

本系列书的附录中收入了美国量子催眠官方网站上对于量子催眠的介绍，量子催眠创始人朵洛莉丝·侃南（Dolores Cannon）职业历程的介绍，以及她已经出版的催眠书籍的介绍，可以丰富和加深读者对催眠以及量子催眠的了解，并辅助对本书内容的深度理解。

所有的遇见，
都是为了成全

所有的遇见，都是为了成全

一

　　张爱玲有一句名言：于千万人之中，遇见你所要遇见的人，于千万年之中，时间的无涯的荒野里，没有早一步，也没有晚一步，刚巧赶上了。那也没有别的话可说，唯有轻轻地问一声："噢，你也在这里？"后来，刘若英有一首歌就叫《原来你也在这里》，歌词中唱道："在千山万水人海相遇，喔，原来你也在这里。"那一年，孙燕姿也有一首很流行的歌，就叫《遇见》："我遇见谁，会有怎样的对白；我等的人，他在多远的未来……"

　　其实，这个世界上，哪有什么"赶巧"，哪有什么"偶然"，要知道，"前世千百次的回眸，才换来今生的擦肩而过"。做多了催眠回溯，看惯了前世今生，越来越明白人生中所有的遇见，都是冥冥之中的安排，躲也躲不过，求也求不来。

人无往而不在关系之中，人与人之间的关系就是从"遇见"开始的。

每一次重要的遇见都是一场人生大戏的开始，之后的悲欢离合、爱恨情仇，丰富着我们生活的经历，改变了我们人生的方向。而每一次小小的"遇见"，给我们原本已经五味杂陈的生活又增加了一点小料。

在这所有的遇见中，也许你会为你的遇见而欣喜若狂，一生相随；也许你曾为遇见而连连摇头，一声叹息。生命中，我们或有幸遇见一些人，或不幸遇见另一些人。在熙熙攘攘的人流中，在夜深灯灭的啜泣中，你是否一次又一次地追问过苍天，追问过自己："我为什么会遇见他/她？"

我遇到的很多个案，会把这个问题写在催眠的问题清单上。他们隐隐约约地感到，他们与某些人的相遇是一场人生的考验，是一次命运的转折，或点燃了希望的灯火，或戳破了所有的幻想。他们想知道，到底为什么会遇见他/她，应该如何面对他/她？

二

我从来不敢妄意猜测一个人遇见另一个人到底意味着什么，我只能以催眠的方式带领个案走进他们自己的内心世界，让潜意识引领他们找到这个人出现在他们生命中的意义。

我记得之前有一位催眠个案，他特别讨厌自己的一个同事，他觉得这个同事没有什么本事，还总爱咋咋呼呼的，一副觉得自己如何了不起的样子。这个同事的为人处事严重影响了他上班的心情和工作的效率，他忍无可忍，一度都想因为这个同事辞职了。催眠之后个案终于明白，他为什么会遇见这个同事！——原来，他的岳母特别喜欢他姐夫，他特别害怕别人觉得他不够好，不喜欢他，他想表现得跟姐夫一样好，在别人面前跟姐夫一样有面子！他总是让自己装成有本事、有气魄、能担当的样子。偶尔，他也能感觉到自己有些虚伪、好面子，也会觉得自己活得很累、很勉强，但是总不愿意面对这一点，勇敢改变现状。所以，每每对这个同事与自己一样的逞强、虚荣、好面子，他就会表现得无比愤怒。这个同事一而再、再而三的表现，都夸张地展示了他自己真实的样子。催眠的最后，潜意识还告诉他，其实别人也能看到他的虚伪、要面子，也不喜欢他这么装腔拿调，就像他看到他的同事一样。但是，做回真正的自己还是继续这样下去，由他自己去选择。对他来说，遇见的这个同事，就是一面镜子，让他看清自己的样子！

还有一个催眠案例，一个女孩跟自己的前男友谈了八年恋爱，却没有走到结婚的那一天。女孩来问我，为什么上天不把最合适的那个人送到她的面前，让他们在最美的年华里遇见，从此朝朝暮暮，安之若素？我知道，上天这样的安排一定有道理。在催眠中，我问她的潜意识，为什么要用八年的时间来磨炼她？潜意识说，这是让她学会"尊重"这一课题。在他们同居的房子里，前男友的东西很少，而且都被她限制收在一个抽屉和一个柜子里，其他地方存放的、摊开的全是她自己的东西。她从不允许前任的东西乱堆乱放，她没有给前任足够的空间，当然也谈不上尊重。潜意识要在她遇到对的那个人之前，让她学会如何尊重一个人，给这个人足够的空间与自由。潜意识说，如果她还学不会，就会让她遇见一个人再分开，遇见一个人再分开，直到有一天，她真正地明白这个道理。潜意识说，用八年的时间学会"尊重"这个课题，比顺利地走进一段婚姻对她来说有意义得多。当然，走进一段婚姻也并不是结束，也是为了学习其他的课题。

还有一个大男孩，性情刚烈，爱憎分明，或者说性格有些暴躁。刚参加工作就遇到了一个比他大十岁的已婚女士，他不可遏制地爱上了她，却清楚地知道不会有任何的结果。他对我说，遇见这个人，从爱上她的那一刻起，就开始失恋，这段感情没有开始就结束了，他没有恋爱便开始了失恋，所有的痛苦与挣扎都没有任何的意义，都见不了光……催眠中，我问他的潜意识，为什么安排让他遇见她。潜意识淡定地说，让他学会克制、学会隐忍、学会祝福。

……

很多次，在催眠中我问潜意识，个案为什么会遇见他/她，都会得到简单而明确的答案，让个案学习勇敢的表达，学习按自己本意生活，学习快乐，学习坚强；或者从反面表达，让个案学习不要担心，学习不要将就，学习不要放弃，学习不要固执。不同的个案要学习的内容基本是不一样的，有时会从相似的关系中学习完全相反的道理。

三

　　没有无缘无故的遇见，一切都是精心的安排。你遇见了一个人，不论是第一个让你怦然心动的有情人，或者只是在茫茫人海中你多看了他一眼，你在意了他，所有这些遇见，都是有原因的。孙燕姿的歌唱到最后，是一句意味深长的话："终有一天，我的谜底会揭开。"作为一名催眠师，我见证了太多人、太多次遇见的谜底揭开的时刻。追问到最后，所有的遇见，都是为了成全，都是为了让自己不断地看到、不断地修正、不断地刷新自己，突破自己的原来的格局和界限，成长成为自己真正的样子，让自己变得更包容，更接纳，更圆满，成就一个原本就完美的自己！

　　不管遇见谁，是为了在与他的相处中，学习和完成一个或多个"课题"，就像我们在大学里完成一门功课那样。重要的遇见，是为了主修一门非常重要的"课题"，而那些"一笑而过"的遇见，大概是为了一门相对简单的选修"课题"，或者在一个重要课题中的友情"串场"。大学四五年就可以毕业，一门主课一年就可以完成，但是有些人生的课题可能会需要一生的时间去体验、去学习，用一生的时间去领悟一个看起来很简单的道理，比如"放下"，比如"信任"。生命能量的提升并非易事，甚至有些人需要在一生又一生的轮回中反复遇见某些人，反复学习某个艰难的课题。所以，有些人我们会一见如故，所以，我们会说所有的相遇都是久别重逢。不管遇见谁，经历什么过程，学习什么课题，愿我们都好好珍惜生命中第一次的遇见，不漠然、不抱怨，静中生慧；愿我们在每一次的遇见中反思成长，照见自己真实的模样，活出我们原本的状态，自带光芒！

　　如果曾经的遇见，成全了一个人的现在，那么，在之后的日子里，相濡以沫，不如相忘于江湖。不管曾经有多少的执着、多少的爱恋，多少的纠缠、多少的不舍，都会在曲终人散的那一刻，轻轻地挥手，说声再见，然后各奔前程。

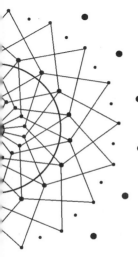

燕子发微信告诉我，
她一口气读完了我在微信公众平台上的所有文章，
就买了一张来北京的机票。
她说，那些文字像一束光，照进了她的内心，
让她感到温暖，让她感觉有力量结束现在的生活状态，
不再苟延残喘，聊以度日。

催眠实录

HYPNO TIC RECORD

（这里有十五篇催眠现场高清回放）

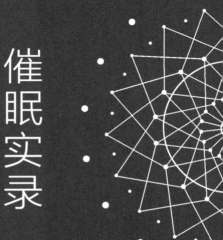

活成父母期待的样子

引子

　　燕子发微信告诉我，她一口气读完了我在微信公众平台上的所有文章，就买了一张来北京的机票。她说，那些文字像一束光，照进了她的内心，让她感到温暖，让她感觉有力量结束现在的生活状态，不再苟延残喘，聊以度日。而我，看见燕子的第一眼，就有一种久别重逢的欣喜。一个江南的女孩，亭亭玉立。她笑靥如花地站在我的面前，却有一种要哭的冲动——多么温柔的初见！

一 与个案面对面

燕子是一家律师事务所的合伙人，北大研究生毕业。先生是她的大学同学，他的公司在当地做得也算是有声有色。女儿选择了离家较远的贵族幼儿园，反正有班车到家门口接送，也免去了每天排队接送孩子的烦琐。妹妹考取了留美全额奖学金之后在那里定居，在妹妹结婚生子之后，父母也去了美国帮忙看孩子了。

不管从哪个方面来看，燕子的人生都成功得近乎完美。如果以她贫寒的家庭出身作为背景，那她的经历与成功就会赢得更多的赞叹和钦佩，完全符合这个时代励志故事的套路。

但是，对于当事人来说，光彩与荣耀的背后，却是无法与人言说的辛酸。

我不擅长写励志故事，我只想再现真实，把燕子告诉我的，写在这里。

燕子出生在江南水乡一个偏远的小山村，是家里的老大。母亲一共生过四个女儿，最小的两个女儿在刚出生不久就送人了，至今没再联系过，不知道她们过得怎么样，是否知道自己的身世。关于两个妹妹的一切，都是像梦一样依稀飘摇在燕子的心里。

四个女儿之后，母亲也曾怀过一个男孩，在家里偷偷怀孕，临产的过程中不幸夭折了。就是在那一刻，父亲的心也跟着死了。燕子最初的记忆就是从那时开始了。

在她的印象中，父母一直在吵架，从贫穷生活的各种细节开始吵，永远落脚在没有生出儿子的绝望上。这一天，父母又吵了起来，吵到最后还是妈妈绝望的哀号和爸爸冰冷无边的沉默。妈妈去南边低矮的茅屋里拿出了农药，决意结束这无望的生活。当时的燕子只有七八岁，她跪在妈妈的面前，拉着妈妈的衣服，她不停地哀求："妈妈，你不要死，我会听你的话，我会好好读书，我会带好妹妹，我会养你的老！求求你，不要死。"

30年后的燕子，坐在我的对面，回忆起这一幕，还是泪如雨下、泣不成声。

从那时起，燕子立志要出人头地，要像男孩一样为父母争气，光宗耀祖！为了证明自己跟男孩一样，她特意选了听起来只有男孩才会感兴趣的机械工程专业；为了证明自己有出息，她发奋考了北大的研究生。她用尽了全身的力气，终于出人头地了，她带着妹妹一起从那个闭塞的小山村走到了北京，走到了美国，但是——父母还是不开心！

她工作之后，带着大包小包的礼物回家看望父母，父亲悄悄地跟她说，听说现在可以做试管婴儿了，既然她这么有钱，能不能花钱找人代孕做个试管婴儿，说不定能再有个弟弟。看着年过六十的父亲认真的样子，燕子欲哭无泪。女儿拼尽一生的力气换来的所谓的成功都无法弥补父亲这一生没有儿子的缺憾！

从那一刻，她开始怀疑自己的人生。她慢慢地开始观察自己，她发现自己做得很多事情都是在满足父母的期待、领导的满意，她发现自己的开心也是为了讨别人的开心，但别人并没有为她的"牺牲"而感动或改变。她发现，自己从来没有为自己活过，甚至从来没有想过这个世界上还有自己。

燕子找我做催眠的主要原因是她的婚姻陷入困局——不想离婚又忍无可忍。不想离婚不仅仅是因为有个可爱的女儿，还因为从生活的点滴细节上，她感受到先生对这个家的珍惜，对她的疼爱和照顾。但她的先生真是让她忍无可忍啊！基本上每次从外面回到家就直接开启吐槽模式——从他早上开车出门遇到的不打灯就并线的前车司机开始抱怨，到中午食堂用袖子擦鼻涕的大婶，再到晚上踩着下班点离开岗位的同事，好像他一天出门在外遇到的都是人渣！

他不仅抱怨他遇到的任何一个人，更要命的是他从不放过任何机会来挑剔燕子。如果燕子单独出去做了个发型，回来之后一定会被他评为傻、土、怪。如果燕子出去买了一件衣服，他会迅速地从衣服的价格、颜色或款式等其中一个细节出发表达一下他的无比愤怒！当然，他也不会放过自己，如果要出门了却发现自己的手机快没电了，他就会有一种把手机砸到电视机上的冲动。

先生无处不在的抱怨，以及无休无止的愤怒让燕子的生活战战兢兢、如履薄冰。在这样的婚姻里，燕子不是正在忍受先生的抱怨，说得自己六神无主，就是在担心她的哪一句话会点到火线，或者哪个动作会踩到地雷，引爆他下一刻的愤怒，炸得自己魂飞魄散。

结婚六年来，温顺的燕子一直是默默地忍耐、承受和消化这一切。她害怕冲突，害怕哪一句好言相劝或者耐心解释就会引来更大的冲突。她一直在委曲求全，息事宁人。她把所有的抱怨默默地承接下来，她不想让孩子有一个抱怨的爸爸，再加一个狂躁的妈妈，她只想让这个家赶快安静下来。直到有一天，她的身体再也承受不了这些愤怒了，她感觉到自己都要爆炸了。

从2014年开始，她开始深刻反思自己的人生，并开始试着换一个活法。她开始迷恋上一些灵性的课程，开始在各种疗愈的方法中释放自己压抑的情绪，容许自己毫不遮掩地放声大哭。在一次情绪释放的课上，她哭到最后感觉到自己快要哭过去了，意识开始模糊，反而有一个清晰的声音温柔地提醒她——不要再这样肆无忌惮地哭下去了，这不是解决问题的办法。

更可怕的是，自己的女儿也不知道从什么时候开始唉声叹气，那个神态跟自己一模一样。冥冥之中，她感觉生活不能再这样下去了。燕子知道，她必须要找到一个新的办法来解决问题了，就在这时，她看到了我的文字，一周之后，她来到了我的面前。

二　情景回溯

进入催眠状态，燕子开始跟我讲述她在催眠中看到的情景——

情景一：

在喜马拉雅山的山脚下，有一个蓝色的湖泊，湖泊的边上有几棵柳树和一块大石头，远处有一个安静的村庄。我坐在一块石头上，看着周围有三个孩子在玩耍，还有几位老人在散步。我穿着土黄色的鞋、黑色的裤子、蓝色的上衣，我很年轻，但心情有些忧郁。

我看着湖对岸的一栋房子，那是我的家。我是个男人，我的妻子刚刚死了，我是得到她的死讯后从外面赶回来的，我还没有回到家，因为我不想去面对这件事。我离开家有两年的时间了，我出去挣钱，妻子一直在家。之前她写信给我，说自己的身体不好，我说等我把钱挣够了就回来。钱还没有挣够，她就死了……

我鼓起勇气回到自己的家，我要过去看看她。这是一个木头的房子，我看见她了，她躺在那儿，还是很漂亮。我们是同一个村里的，我很小就认识她，我很喜欢她。我们是青梅竹马一起长大，我很幸福娶了她。我很舍不得她，我们没有孩子。我在心里跟她道别，谢谢她陪了我这么长的时间。而在她生命的最后，我没有在她身边，她一个人，临走的时候一定很孤单……

　　很多年以后我的年纪已经很大了，我一个人还在那个屋子里生活。我看见自己在灶台边，一个人做饭，一个人吃饭。我想念我的妻子，我很想和她团圆。我很安详地躺在床上，就这样死去了，邻居为我举行了葬礼。

　　我死了，但我可以更清楚地看到我的整个人生。在这一生，我体验到了孤独，却学习到了其实一个人也可以过得很好，很安详。我感觉我在飘浮，向着有光的方向飘浮。我来到了周围全是白光的地方，遇到了我的妻子，她还是那么漂亮。

　　妻子说："你终于过来了，我一直在这里等你。"我问妻子："你为什么那么早就离开了我？"妻子说："我有别的任务要去完成。没有什么事情是可以将我们分开的。"我遇见了我那一生的爸妈，爸爸说："你做得很好，你一直在那里安静地度过了自己的一生，没有因为别人的离开而改变自己。"

情景二：

　　我在天上，在白色的云朵之上。我穿着长长的裙子，头上戴着花环，手上也戴着花环。我就在这里站着，很轻，很温柔。我有很多的姐妹，她们在那边说话呢。我朝她们走过去，她们笑着说，你怎么才来呀！然后我们一起有人弹琴，有人唱歌，有人跳舞。我在跳舞，我最喜欢跳舞了。我们有一个白色的房子，每个人有自己的房间，房间里很亮很美。我们都很享受现在的生活。

（催眠师问：你一直在这里吗？）

不不不，我刚来到这里。在来到云上之前，我是一个男人，我是一个将军，在带领一群人打仗。……

（画面开始回到人间。）啊，我看到了他，他是将军，戴着盔甲，拿着兵器，打呀打！他冲在最前面，他还没打赢，就死了。（呼吸开始变得急促起来。）一个像矛一样的兵器刺中了他的身体，他倒在了地上。其他人还在那里打仗，他们打呀打，死了好多的人啊。（个案开始抽泣。）其实他不想那个样子，但是没办法，两方的人已经混战在了一起。……（个案激动起来。）他好勇敢，冲在了最前面，我看见他已经倒在了地上，是中了那个矛，开始流血了。他的士兵看见他倒下了，都疯了一样地扑向对方，死了好多人。（个案开始大声哭起来。）他不想要战争，他不想要打来打去的。……他就从那里飘了起来，（语气和缓了。）他不在乎最后谁赢了，然后我就来到了云朵上。

（催眠师问：他为什么要去打仗呢？）

当将军就要服从命令啊，他也很无奈。他是为了他爸爸才去当将军的。他爸爸当年被人诬陷了，他为了查明真相，弄明白当初发生的事情，他只能去当将军。因为他爸爸也是一个将军，他想继承家业，振兴家族。他觉得他有一种背负整个家族的使命，他要替爸爸复仇，要让别人看得起他们这个家族。

他也弄明白了，他爸爸是被一个手下陷害的，他为爸爸平冤昭雪，恢复了爸爸的名誉，他觉得他这样做就对得起爸爸了。但是，他不喜欢这样的生活，他内心想过普通人的日子，跟爱的女孩结婚，生几个孩子，回归田园，简简单单地生活。

（催眠师问：这一生他的课题是什么呢？）

他的课题是学会"放下"。要放下外在的、别人的评判，放下顾忌，放下误解，放下要去澄清事实的执着。因为那些都不重要，那些对爸爸并不重要。重要的是他要按照内心的想法去过一个平凡的普通的生活，去过想要的生活，那样也许会很普通，但也会很自在。

虽然他已经回到了天上，在跟姐妹们跳舞，这种很自在的生活很好，但是他还有些不甘心，因为他这一生并没有学会"放下"，那些血淋淋的战争的场景对他影响太深了。他想再回去看一下，他想再一次体验。

（催眠师说：好的，他可以再一次回到那个残酷的战争中。）

他正在和对手对峙，凶狠的对手把他逼到了悬崖边，处境很危险了。他放下武器，跟对方说："让我们结束这些吧。"他投降了，对手同意了。那个人骑上马，掉头走了，留下他一个人在悬崖之上。看着对手扬尘而去的背影，他觉得很安慰，他身边的士兵都还活着。

他跟大家说：都回家去吧！回去吧！跟家人在一起好好地生活。他也要回家了。

他回到爸爸的灵前，他要去跟爸爸道歉，对爸爸说，他不想再继续这样子打打杀杀了，他不要再做将军了，不能再为爸爸报仇了。他把头盔取下来，把他的剑取下来，放在爸爸的灵前。

他放下东西的一瞬间，如释重负，他终于可以过平凡人的生活了。爸爸看到这一切也很开心，爸爸本来就想告诉他，当将军的生活对他来说是没有什么意义的，没有必要去替他报仇。

后来，他结了婚，娶了一个爱他的妻子，生了一个男孩儿。他站在院子里，看着自己的孩子在院子里跑来跑去，想起了自己小时候跟爸爸在一起的情景。生命终结的时候，他躺在床上，已经很老了，妻子和孩子都在他的身边。他很欣慰地闭上了眼睛。

（催眠师问：这样的结局对他来说有什么不同？）

他体验到了家庭生活，体验到了温暖，他很满足。他终于明白那些纠缠在一起的别人的误会和眼光都不重要，建功立业也不重要，家庭的温暖才是最重要的，内心的平静才是最重要的。

他体验了完全不同的人生，明白了这些道理，再次回到了天上。

这一次就不一样了，看到我回来了，姐妹们都围了过来，她们笑着说，你这样就对了，你的决定是对的。回望之前的经历，我也觉得很满足。

情景三：

我跟姐妹们在上面很开心，但是下面可能发生了什么事情，我还不太清楚下面的情况，我们决定要下去了。

我们从上面往下看，发现地球外面有一层黑色的东西，阻碍了外面的光传递到地面上。我们飞下去，开始分头行动。我紧贴着地球的表面继续飞，把黑色的东西吸到肚子里。我发现吸进去一点，光就能透过来一点点。但是，底下又升上来好多黑烟一样的东西，源源不断，这些东西非常的稠密。我必须要去查看这个黑烟的来源。

啊！我发现了，这些黑烟来自人类，有一群人会专门制造这些东西。他们一有抱怨、愤怒的情绪，身体就会产生很多的黑烟一样的东西在他们周围，好像是通过他们的呼吸散发出来的一样。这些黑烟能遮挡住光线，能让他们的周围变得昏暗，不仅影响他们自己，还影响到他们周围的人。

我张开嘴巴把黑烟吸进肚子里，但是刚清理出来的干净的空间马上就会被新产生的黑烟再次占满。我吸了很多的黑烟，感觉肚子装不下了，我累了，只能飞到天上，清理释放一下自己，然后再下来。

我和姐妹们都回来了，我们正在商讨新的办法。黑烟太多了，我们一时无法战胜它们。而且，因为我们吸了太多的黑烟，我们也开始变得有些沉重，需要越来越多的时间自我清理。我们没有时间唱歌，我们没有精力跳舞。这不是我们原来的样子，这不是我们想要的生活。

我们发现，只有让更多更亮的光照下去，才是真正的、轻松的解决方法，因为我们本身就是光啊。我们把自己变得更亮，这些亮光穿透黑云，照在那些人身上，抱怨就会驱散，愤怒就会转化。不仅解决了已经散落在周围的黑烟，还可以让黑烟不再产生。

现在，我们已经改变了方法，正在一小片一小片地往地面上发射强光，像建立一个个基地，或者说，像给黑暗的房子，打开一扇扇窗户一样。透过这些基地，或者窗户，把光传递下去，黑烟就会消散。

现在，我看到一个个的光点，一点点地变大，像一个传递波一样，往外面延伸，越来越大，这样的光区也越来越多，最后连成一片。我们这个小组有七八个人，还有其他的小组也在做着同样的工作。

为了做好这样的工作，我们需要先做好自己，我们会变得更轻、更亮。我们得到了提升，同时，能让地面上的人感觉到像在云朵上一样轻盈自在的世界，这是我们想要的，这是我们的目标。

三　与潜意识对话

情景回溯结束之后，催眠师开始与燕子的潜意识进行对话。（以下将"催眠师"简称为"催"，将"潜意识"简称为"潜"。）

催：您让她看到第一个情景是想告诉她什么呢？

潜：那个人是在她内在的声音，让她能够接受、接纳孤独。

催：最后看到他的妻子和父母，是想告诉她什么？

潜：其实孤独也是一种很美好的体验，不要害怕孤独。

催：燕子之前一直害怕孤独，是吗？

潜：对，她特别害怕别人抛弃她。她从小就害怕父母不要她；工作了，害怕被老板裁掉；结婚了，害怕离婚回到一个人过的状态。她刚才跟你说的第一份工作，整个部门被裁掉的事，她花了一年的时间才从被抛弃的感觉中缓过来。

催：您觉得她明白您说的"孤独是一种很美好的体验"吗？

潜：她以后会知道的。

催：她有勇气去体验"孤独"吗？

潜：她确实有点害怕，但她会去的。

催：您给她看到带兵打仗、替父报仇这样的一生是想告诉她什么？

潜：让她放下"冲突"。

催：您觉得她要放下什么冲突？

潜：她内在的冲突。她不相信自己，总是怀疑自己。她不敢听她内在真实的声音。所以，她内在的声音和外在的声音一直在较量，她要放下内在的冲突。

催：如果她放下冲突，之后会怎样？

潜：她能够享受到平和、温暖、幸福的家庭，就是第二个场景展示给她看的。

催：那他爸爸的死也不足以成为他做将军、去打仗的理由吗？

潜：替父报仇并不重要，她需要学会的就是去"放下"这些。

催：替父报仇这一世对她今生还有什么启示吗？

潜：她总以为自己是个男孩，她没有活出自己的性别。

催：她为什么要把自己活成一个男孩呢？

潜：她在迎合她的爸爸，她在拯救她爸爸。就像在这一世中他要查明真相，为爸爸挽回荣耀一样。在现实生活中，她也在放弃自己，成全她爸爸。

催：在那一生中，只有放下爸爸的生死和荣辱，他才能更好地理解爸爸的期待，是吗？

潜：是的。

催：为什么要让他明白爸爸希望他去做一个平凡的人？

潜：就是想让燕子放下她认为的爸爸妈妈对她的期待，那些期待是她自己想象出来的，不是她爸爸妈妈的心意。

催：那一生中被诬陷的爸爸真的没有想让他去给自己平冤昭雪？

潜：是的，他不去澄清，事实也会最终会呈现出来的。

催：那燕子应该如何面对她的父母？

潜：活出她自己喜欢的样子就好了。

催：她感觉不到爸爸妈妈对她的爱，燕子对他们只有抱怨和一丝的怜悯。

潜：她要学会去接纳父母。她父母其实都很爱她，她爸妈更愿意带她出门，而不是她的妹妹。她总在和妹妹抢夺父母的爱，她总觉得爸爸更喜欢妹妹。其实爸爸特别爱她，爸爸很以她为骄傲。

催：您这么说她会相信吗？

潜：她慢慢会理解的。

催：您让她看到将军向对手求饶，凶狠的对手没有置他于死地，而是骑着马离开了，这一幕是想告诉她什么？

潜：很多事情不是她想的那样，去做自己想做的就好了。她原来以为一定要争执到底才算罢休，其实不是这样的，去做自己想做的，随时可以放下，随时可以转身。

催：您给她看见一个飘飘的仙女，跟姐妹们在天上自由自在的生活，是想告诉她什么？

潜：她不是想知道自己到底是什么样的吗？这就是真正的她，无忧无虑。她天生自带疗愈的力量，她像光一样清澈，她本能地可以容纳和转化黑暗。

催：她会相信吗？

潜：会的，她此刻已经知道了，这才是生活的真谛，不是艰苦、不是争执，不是证明，而是随心所欲地跳舞，大家毫无芥蒂地在一起生活。

催催：她一直觉得自己是个男孩就好了，父母也不会吵架，她一直对自己的性别有罪恶感，她想请您帮助她清除这些观念，可以吗？

潜：那是她自己想出来的，这些根本就没有，不是真的，所以就不用清除。她真的很好，很纯净。

催：那她小时候妈妈自杀的场景可不是她想出来的吧？这个场景一直压在她心底，多少年都挥之不去。

潜：其实她已经可以放下了。

催：您觉得这个场景留给她的情绪释放完了吗？

潜：还有一点，她可以通过她自己的冥想来释放。

催：她自己做就可以，是吗？她希望她通过今天的疗愈找到自己的力量。

潜：是的，她可以了。

催：在她看到的最后一个场景里，有没有哪个灵魂出现在她这一生的生活中？（问这个问题，我预设的方向是想知道，她们小组一起工作的七八个姐妹有没有谁是她这一生的亲人或者志同道合的朋友。潜意识的回答又一次让我措手不及。）

潜：有啊，其中一个正在吐黑烟的人就是她的先生。（不知道为什么，听到潜意识的这一句话，我好想笑！脸上的肌肉摆好了大笑的姿势，僵持了三秒钟，硬是忍住了没有笑出声来！内心却忽然生出了一种恍然大悟的开阔感！我一边回想着刚才面谈时了解到的情况，我一边继续与潜意识对话。）

催：有这样的一位先生，她在婚姻之内很痛苦，甚至想结束这段婚姻。

潜：离不离婚这个问题不重要，重要的是她要做好自己！

催：怎么理解这句话？如何做好她自己呢？

潜：她需要先把自己处理好。现在，她吸入了太多的黑烟，有些筋疲力尽了。她需要找回那种在天上跳舞时的自由自在的感觉。

催：如何才能找回这种感觉呢？

潜：跟着她的感觉走就好了，坚持自己的内心，做她喜欢做的事情，去过那种她想要的生活。她知道做什么，以前总是不敢，她需要去尝试。

催：她一直在追随上李老师的课，现在她又不想去上了，您觉得她还要继续去上吗？

潜：可以听也可以不去听，这个课程的精华她已经领会了。在当时的那个阶段，这个课程对她来说很重要，但是，现在已经不那么重要了。

催：还有尚老师的课程，她还要去上吗？

潜：这些都不重要，重要的是她需要往前迈一步。

催：那来到北京做催眠，与您对话，算不算往前迈一步？

潜：是的。让她知道她的使命，就是作为光来疗愈地球的。

催：她特别希望能够帮助到她的先生，她的先生身体也不好，脾气也不好，金钱恐惧，没有安全感……（催眠师还没有说完，就被潜意识抢白了。）

潜：那是别人的课题。我们不需要盯着黑暗不放，我们需要让光芒更亮。她在做好她之前，没有责任去背负更多的人。她背了太多人了，她几乎想把这个世界都背起来。

催：燕子的问题清单里列了很多关于家人的问题，您能帮她解答一下吗？

潜：那是他们的课题，她只要做好自己。

催：她在做好自己之前，没有责任去背负更多的人。是吗？

潜：是的，她背负了太多人了，她几乎想把这个世界都背起来。

催：那她应该如何更好地去做自己呢？

潜：按照自己的意愿去做事情。

催：就像她听从内心的声音飞到北京来接受一次催眠?

潜：是的。

催：她坚持做自己，周围的人就不会影响到她，对吗?

潜：她要坚持自己内心，去过那种她要的生活，不要关注黑暗。

催：她想去做一名心理咨询师，不想做现在的工作了，感觉现在的工作就是一个程序机器。

潜：形式并不重要。她会成为一位疗愈师，去传播光的人。其实做现在的工作也是在帮助别人，真正的光走到哪里都是在照亮黑暗，只是形式不同。她现在的工作大概还需要再做两年，她会慢慢地发现真正的自己。

催：她说她一向对挣钱不感兴趣，但是经济情况一直还可以。这是为什么呢?

潜：她根本就不用担心钱的问题。她本来就是一道光，本来就可以吸引很多钱。钱不是赚来的，把自己变得更光亮通透就会吸引来。

催：她的妹妹还有一个问题……（还没说完就被潜意识抢白了！）

潜：现在先不要管别人了，先坚持做好自己！她现在内心的声音已经出来了，她自己很不相信，她需要去听，去实践，不要再怀疑自己，不要让自己委屈。让自己的光芒闪耀起来！

催：好，那问一个她的问题。她为什么经常感到迷茫和孤独?

潜：孤独是很正常的，没关系的。坚持她内心的声音就好，我已经在给她指路了。

催：您能告诉她，现在通过她的身体在说话的是谁吗?

潜：（笑）我就是潜意识啊，我一直都在照顾着你们。（当个案说出这句话的时候，能个现场的能量瞬间提升到了一个高度。）

催：我好感动啊，谢谢您一直在照顾着我们。她想知道怎么样能及时地和您链接呢？

潜：其实我就是你们最内心的声音，跟自己在一起，静下来，你就会听见了。

催：可是有时心里会听到好多个声音，很多人不知道哪一个声音才是您呢？

潜：没关系的，你去试一试，如果做了感觉很好，就对了。你一定会有感觉的。

催：好的。她想知道怎么才可以勇敢地表达自己呢？

潜：她确实是要去表达自己，她要把自己表达出来，她要行动起来。不能一直忍着自己，按别人的节奏生活。

催：现在，只要她一有行动，会触碰到她先生的界限和秩序，然后会引发矛盾冲突。

潜：他们可以分开一段时间，她不要害怕孤独，她要坚持自己，先分开，成长一段时间。

催：她说她体内还积压了一些情绪。通过今天的清理会好多了吗？

潜：还会有一些。

催：那怎么继续清理呢？

潜：她要放松，冥想，还有去接触大自然，最重要的是跟随自己的内心，不要委屈自己。

催：她的手脚一直有点凉，这是为什么呢？

潜：因为她太不关注自己了，不关注自己的需求，没有温暖自己。

催：喔，不关注自己？她的问题清单上有一个关于自己胸部的问题，她想变得更丰满一点呢？

　　潜：那是她认为的别人的需求，她还是在迎合别人的想法。

　　催：我忽然想到，她一直把自己当成是男孩，怎么会有丰满的胸呢？如果她恢复自己女性身份的认同，胸会不会就变丰满了呢？

　　潜：有可能。

　　催：这么说，意识可以直接影响我们的身体了？

　　潜：意识决定我们的身体。

　　催：她问，吃素会影响一个人意识水平的提高吗？

　　潜：意识水平会决定是否吃素。

　　催：那她现在吃素更好呢，还是荤素搭配？

　　潜：跟着内心的感觉，想吃什么就吃什么。荤素不重要，尊重自己的感觉。

　　催：她想知道为什么现在的这个陈老板会对她特别好，她感觉到这个人特别关照她？

　　潜：这是她认为的，其实是现在这个老板非常需要她。

　　催：她自己做得很好，被别人需要，她还觉得人家在照顾她，她没有意识到自己光亮的耀眼。

　　潜：对。

　　催：她的女儿在她生命中的意义是什么呢？

　　潜：她女儿也是一道光，是来唤醒她的。她的女儿是一面镜子，她自己已经习惯了自己旧有的模式了，只有在她女儿身上才能看到别人对她的束缚和不自由。

　　催：她在担心她女儿的将来，您觉得这是个问题吗？

潜：只要她活出来了，她的女儿完全没有问题。

催：她的婆婆呢？她觉得婆婆也活得很压抑。

潜：以后都会好的。

催：现在先不要管别人，先做好自己，对吧？

（看着燕子的问题清单，我感觉已经无话可说。每次催眠的最后，我经常会有这种无话可说的感觉。所有问题已经有了答案，或者，一些问题根本已经不是问题，更不需要什么答案了。在催眠的最后，我想到了面谈时燕子说的关于光的话题。）

催：燕子说看到我在微信公众平台上发布的一些文字，感觉像是一道光照进了她的心里，这些文字真的可以像光一样照到远方的她吗？

潜：是的，文字也是有能量的，你的文字帮助到了很多人。你可以做更多的分享，发出光，可以让更多的人发现你，走近你，走进光的世界。

催：那在您看来，要成为一个优秀的催眠师最重要的是什么呢？

潜：最重要的是自己的成长，让自己变成一束越来越亮的光。

催：具体有什么建议给我吗？

潜：你做催眠的时候可以更放松一点，更享受这个过程。

催：我其实很喜欢做催眠，也很享受与您交流的过程，这对我个人的成长也有很大的帮助。但我还是有些担心，整个过程结束之后，个案会不会无法理解您说的一些话，不接受您给她的一些建议，或者根本不相信您的存在。想到这些，我很难完全、彻底地放松下来。

潜：通过催眠，你已经把光送出去了，潜意识说的话就是一束光。每个人对潜意识的话都有一个接纳的过程，你要接受个案的暂时不理解。这也是每个人成长的节奏，你需要尊重他们，其他的你已经做得非常好了。

催：我对燕子有一种很熟悉的感觉，我和燕子有什么关系吗？

潜：你们俩曾经是姐妹，你们是非常亲密的一对姐妹，是灵魂相通的姐妹。

催：那以后我们可以继续保持联系了？

潜：是的，你们有链接。以后她可能还会来北京，或者你去见她。（果然现在我们一直保持联系，经常见面。）

催：太好了，我很喜欢她。

潜：她真的是很棒的，也很通透。她很适合做疗愈工作。

催：嗯，以什么样的方式做疗愈工作？

潜：她可以以更加灵动的一种方式去做。比如在一个特定的空间里，和一个或一群人对话的方式。其实就是一种分享，她要做的是打开自己，分享出去。分享的过程就是她疗愈自己的过程，也是带动别人成长的过程。通过她不断的分享，哪怕是分享她自己之前的痛苦的模式，也是一种对自己以往模式的更多的看见。

催：她相信吗？

潜：她知道。她内心知道。

催：在今天的这次催眠中，您给燕子展示的这些画面，回答这些问题，对现阶段的她来说有什么意义？

潜：很有意义，这是生命中的一个转折点，一个里程碑式的事件。她已经踏上了这条路了，开始活出全新的自己。

催：以她的话说，她一定要逃出旧有的牢笼，再也不会回去了，是吗？

潜：是的，她会在外面活得很轻松愉快的，不会像她所认为的那样没有独立生活的能力的。

催：她知道那个和姐妹们一起跳舞的仙女才是她真实的样子。

潜：是的。她知道了。

催：好的，最后你有什么话想对我说的吗？

潜：坚持你自己的，你做得很棒。

催：谢谢您，我们可以结束了。

四　余韵尾声

催眠结束，燕子挂着泪痕的脸上露出了笑容。

她说，她回去之后租个房子，先跟先生分开一段时间，开始按照自己的想法去安排生活。她说，她以前特别害怕一个人生活，现在觉得有勇气自己去面对、去承担了，因为这是自己的选择，她要走自己的路了。

从北京回到家的第一天晚上，她给先生写了一封长信，信的结尾是这样写的：外在的功成名就、豪车豪宅都掩盖不了内心的迷失，如果一个人不去找到自己，去实践自己想过的生活，便会一直觉得生活亏欠了她，其实是她亏欠了自己！

经过一段时间的调整，她和先生的感情重归于好。他开始接受她的建议去旅行，开始安排老人回家一段时间，给他们小家一段独立的时间。催眠那天，她跟我描述的她的先生，简直是一个专横霸道、不可理喻的人，半年之后，我们在长沙重逢，再次听她说起她的先生，真的是有理性、有趣味、有情调的好好爸爸、好好先生、文艺青年。

我打趣她说，你是不是换了一个新老公？！我觉得这半年变化最大的，不是你，是你老公耶！后来他们又生了二娃，儿女双全，其乐融融。

一个人变了，另一个人也就变了；一个人变了，一个家庭也就变了；一个人变了，一个世界也就变了。

而我愿意记录下这次催眠的过程，是因为催眠中的这个画面给我的印象太深了：地球上，有一大群人不断地吐着黑烟，整个地球变得乌烟瘴气，黑云沉沉，甚至连外面的阳光都透不过来了。

我们的生活中，总会遇到一些人，在吐槽，在抱怨，在愤怒。我的很多个案跟我描述他们的生活时，都有这样的感觉——周围的悲伤、抱怨、愤恨浓密得透不过气来，生活中偶尔的一点点的希望与轻松瞬间就会被这无边的黑暗吞没。我们仿佛都能看到黑烟从这些人的身上源源不断地升腾起来。

面对身边这样的人，我们应该如何去做？忍气吞声？接纳消化？如果总是这样，终有一天，我们也会忍无可忍，让黑烟把自己熏得千疮百孔、遍体鳞伤，然后我们自己也开始制造新的愤怒。

我们唯一可以做的事情就是让自己的光变得越来越亮，先不要去关注黑烟，对抗愤怒，拯救被黑云笼罩住的人，先把自己点亮，先自己照亮自己的生存空间，先温暖起自己的心，不要让别人散发出来的黑烟吞噬掉自己内心微弱的火种。

等到自己的光芒越来越亮，自然就会照射周围的空间，也温暖周围人的心。他们就会停下抱怨，开始思考，开始观察，你为什么活得那么快乐？我可不可以如你一般纯净？

如果他们选择继续抱怨和愤怒，那么，我们也要允许他、尊重他。因为唯一值得我们持续关注的就是如何让我们的光芒再闪耀一些。正如前面那位起舞的仙女所说，这是提升我们自己最究竟的道路，也会让地球上的人感受到云朵之上的自由与快乐！

催眠师说

关于这次催眠，有两点感慨：

一是在做催眠之前，燕子也做过几次心理疏导。向童年找答案的思路，让燕子把自己后来生活的种种不幸归因于妈妈的那次自杀。她说，这个场景一直影响着她，让她害怕自己会被父母抛弃，被别人抛弃。所以第一份工作被辞退的时候，她有一种天塌下来的感觉。在婚姻中，她也处处将就先生，就怕"离婚"二字。

做完几次心理疏导，明白了童年伤害对一个人一生的影响，她仿佛找到了一根救命的稻草。从那之后，她感觉好些了，至少觉得自己是一个受害者，有资格可以躲起来暗自哭泣，可以给自己足够多的时间，顾影自怜。她越觉得自己可怜，便越觉得父母可恨，她始终无法摆脱内心对父母的抱怨。但是理智上，每一份抱怨又多了一些负罪感。于是，她又陷入了另一个怪圈，内心生出另外一份冲突。直到做完这一次催眠她才发现，所有的一切都是她自己的选择！

所有的经历都是她自己的选择，不是父母对她的期望。于是她放下了对父母的怨恨。是她自己的选择，她就拥有了重新选择的主动权，于是她可以放下讨好迎合别人的模式，活出自己想要的生活状态。没有谁可以阻挡我们去实现自己的梦想，除了我们自己！

二是每一次催眠的最后，我都会问几句关于我自己的问题，比如如何成为一位更好的催眠师，在这次催眠中，有什么地方，可以做得更好，潜意识也总是因势利导，不吝指教。

这次潜意识给我的关键词是"放松"和"享受"。我本能的反应是申诉我不能完全放松和享受的理由：担心个案之后不理解潜意识的话，担心个案发现不了催眠的真正价值。说到底还是害怕个案说：你这个催眠师不行，你这个催眠对我来说没用。我发现，我正在准备接纳别人的抱怨甚至是愤怒。我在关注别人，并没有把全部的精力放在自己身上！这个发现，让我有些震惊！

任何一个催眠的过程，都是个案与催眠师的共同经历，双方都会从中学习和成长。潜意识总是很智慧，这个催眠的结尾更是一石二鸟。既紧扣了今天催眠中个案的问题，又对应了我深层次的问题。还好，潜意识总不会给我们太大的压力，祂友善地提醒我们说：每个人都有自己的节奏，我们需要的只是尊重！

看见你的第一眼

引子

佛说：前世千百次的回眸，才换来今生的擦肩而过。

遇见已实属不易，如果只是看一眼，就能记住一个人，认出一个人，爱上一个人，与之牵手，共度余生，不知道会与这样的人生生世世演绎过多少故事。

如果我们遇见一个人，无法表达与他之间怦然心动的感觉，那么，最合适的一个解释就是：我们前世有缘！——这个表白，总是没有错的！

一　与个案面对面

　　我第一次见到徐云云是在工作室举办的一场冥想沙龙上。她稀里糊涂地被闺蜜拉来参加活动，不经意间听说我会做催眠，连价格都没有问，就跟我约了一个最近的空闲的日子。她很认真地说，我就是她正在找的催眠师，一看就知道。

　　徐云云性格爽快，开始聊了没多久，我就知道了她的基本情况：苏北人，今年41岁，做服装生意，刚在北京买了一套大房子。儿子今年20岁了，没上大学，跟他们住在一起。

　　我在脑海里迅速地做着减法，41-20=21。也就是她21岁就生了孩子，难道是20岁就结婚了？或者是未婚先孕？我接着问："就这一个孩子吗？"徐云云骄傲地回答："不是，不是。我还有一个女儿，今年23岁了，已经结婚了，所以我没有跟你说。她都有孩子了，我已经当姥姥了……"我能感觉到自己一脸惊愕的表情有些夸张！做催眠师时间长了，遇见很多的事情已经见怪不怪了。但这一次，我感觉自己还在想着41-20的问题呢，忽然个案又抛出来了41-23这道题，我没有回过神来，一时都不知道再问什么了……

　　显然，徐云云并没有在意我的表情，估计她已经习惯了大家对她这个经历的惊叹！她很乐意跟我分享她的感情经历。徐云云与先生老陈是高中同班同学，她15岁的时候遇见了他，18岁高中一毕业就怀孕了，接着就奉子成婚。现在说起来好像挺容易的，当年为了结这门婚事，可不知道磨破了多少嘴皮子才取得了父母的勉强同意。就为了结婚这事，母亲一数落她就是二十多年，直到她的孩子都生了孩子的今天，母亲还是不能原谅她。

提到终身大事，母亲总是那句话："小小年纪没心眼，被人骗了还傻乐。"她觉得自己的人生就在母亲这样日复一日的否定中变得六神无主。这也是她来催眠的困惑之一。

接着徐云云说，跟老陈结婚二十多年来，自己从来就没有后悔过。刚结婚没多久，就生下了女儿，自己还没有长大，就拉扯个孩子，都不知道那时怎么熬过来的。婆家经济条件也不好，结婚之后分家还分出来一大堆饥荒（债务），二十多岁就自己带孩子，顶家过日子了。后来跟老陈一起来北京做生意，为了赚钱，吃苦受累都挺过来了。这些年来，生意上的大主意要她来拿，店里的重活累活主要是她来干，所有攒来的钱都归先生管着，怎么个花法她基本上不问。虽然她有时也觉得老陈有些烦人的小毛病，但从没有动过心思去看看世界上的其他男人。

今天出门，地铁里的大幅广告上招摇地写着："爱情如鬼，很多人都在谈论，却没有人遇见过……"听徐云云讲她的爱情故事，让人不得不相信，这世界上一定还有真爱！再听到后面的话，我的眼眶都有些湿润了！

她说，高中开学那天，当她第一次见到他的时候，她就看见这个男孩的身上散发着光，温和而耀眼。她当时就觉得这个人很特别、很特别。她想，要是跟这个人在一起那该多好啊！只在那一瞬间有这么一个念头，没有谁追谁，后来，很自然地彼此就走近了，在一起了。

二　情景回溯

进入催眠状态，时间穿梭，情景再现——

徐云云回到了中国的古代。在这一生中，她还是一个女人，她看到了自己结婚这一天的场景，新郎在迎来送往，亲朋在举杯欢庆，好不热闹。送走所有的客人，新郎走进屋里的时候，徐云云在催眠状态下的表情显然是怔了一下，然后接着描述他们燕尔新婚的无限恩爱。

离开结婚的这个场景，画面自动跳转到这个女人一生的最后一天。她得了重病，正在与死亡对峙。她不想离开，因为孩子们还小，最大的也只有七八岁的样子，她的男人在床边含情脉脉地看着她。

这是一个没有对白的画面，只有泪水无声地滚落……徐云云忽然说："和他这一辈子没待够，她不想走！"……徐云云开始抽泣，开始哭诉："她心里想，下辈子一定还要在一起，但是到死都没有说出来这句话。"我不知道此时的这两句话，是徐云云的感受，还是那个女人灵魂的执着。

死亡不可阻挡地来临了，那个女人回顾这一生时说，这一世她体验到了人生有艰辛，也有幸福，踏踏实实地过日子最好不过了。她不止一次地在那里感叹："太短暂了啊，太短暂了！"

等到与潜意识对话的时候，我问徐云云的潜意识："您让徐云云看到这一切是想告诉她什么？"潜意识说："她已经知道了，明白了。"对这个问题，我没有继续追问。我也感觉到她已经领悟了很多了。后来，她一个人躺在那里哭了很久，深情而沉醉。

三　余韵尾声

催眠结束，徐云云告诉我，在新郎进屋的一瞬间，她一眼就认出了那个新郎就是她的先生老陈。徐云云轻松调侃道："怪不得我们这辈子这么早结婚，不顾父母的反对非要在一起，原来是上一辈在一起的时间太短了，没待够，这辈子早早就遇见，早早就结婚，多在一起待几年才好。"

徐云云说，她到老都不会忘记她看见老陈的第一眼："那个男孩，站在人群之中，浑身散发着光。我一眼就认出了他，觉得很熟悉，很舒服。直到今天才知道，原来是早就说好了今生要在一起的啊！"

20年后，她的女儿遇见了一个男孩，想要嫁给他。徐云云只问了她一个问题："你看见他身上有光吗？"女儿说："有。"徐云云没有再问其他的问题就答应了。后来女儿和女婿过得很幸福，他们也已经有了孩子，就这样徐云云在41岁当了姥姥。

在虚拟热烈的网络上，在功利冷静的现实里，总有人对别人的情感指指点点、说三道四：你说那谁，到底图个啥啊，要钱没有，要名没有，没身材也没品位，没思想也没情调，他到底看上她什么了？！或者看到街头或者报端一段双方条件相差距大的感情，总有人会说，哪一方是图了利益，哪一方是坏了良心；哪一方是迷了色，哪一方是晕了头。

我想，或许我们从世俗的角度看不到这个人值得谁去飞蛾扑火、以身相许，值得谁去为他爱得天翻地覆、鱼死网破，可是我们永远无法猜想到他们在人海中相遇时、看到对方第一眼时，内心上演的盘古开天，女娲造人的剧情，以及自己的表白等待对方回应时的沉寂枯竭和得到对方回应后的涅槃重生。那一刻混乱的意识，快闪过多少记忆的碎片，值得一个人拼尽一生的力气，百转千回，辗转反侧，去再次拼凑和定格，让模糊的感觉渐渐清楚，让流浪的心从此安稳，让今生再续前缘。

人的一生很长，或许不经意间，你就会遇到那个人。在雨后的黄昏，在城市的街头，不论何时何处，你都会看到他浑身散发着光芒，站在那里，为你而来，也等你向他走来。

催眠师说

　　催眠中展现的绝大部分人生都是平凡、无聊的人生，不外乎就是回家吃饭、结婚生子，有时去镇上赶个集市、看场戏就是人生中的大事，我的老师朵奶奶叫这样的人生是"挖土豆的一生"。很显然，徐云云看到的人生就是"挖土豆的一生"。这一生中也只有两个场景，一是结婚，一是死亡。但是，这两个场景集中再现了她与丈夫的幸福结合与忍痛分离，紧扣徐云云今生与先生的关系以及解释为什么母亲的强烈反对都没有把他们分开。这些极短小的场景就可以让个案从头脑上明白这一生现状的原因，从情绪上释放过去的压抑，体验到爱的永恒不灭。

相信自己比证明自己更重要

引子

在催眠的故事中有些无法言说的滋味，如同人的一生中有很多说不清楚的对错。在这次催眠中有两个完整的人生故事，两个完全不同的人生境遇，从不同的侧面传递出对感情的反思和体悟。虽然这些文字对个案在催眠中的情感经历的传递百不及一，但是每次重读这些文字，我都会被深深地打动，感觉周围的空气中都弥漫着他们的眷恋和执着。

相信自己比证明自己更重要。

家人协作比孤胆英雄更可靠。

一　与个案面对面

范泽安来做催眠的直接原因是工作上出了点问题。

她和她的小团队做这份生意已经做了五年了，虽然不到成功成名的水平，却也一直顺风顺水、稳稳当当的。最近公司一下子出了点意外情况，看起来很严重，而且一直没有得到有效的处理，不知道事态会继续发酵成什么样子，这让她很焦虑。

范泽安特别地敞开和坦诚，整个面谈的过程都很顺利。她会给自己的很多经历进行分类总结，也在讲述她的经历和苦恼时不断地自我剖析和反思。她是一个很让催眠师省心的个案，会主动配合催眠师，很多小的疑惑在聊天的时候就有了答案。

范泽安对接下来的催眠很有信心，她觉得只要放开身心去经历一番，一定会得到一些提醒，找到一些答案。同时，她并没有把解决问题的办法和脱离困境的突破点孤注一掷地压在这一次催眠上。所以，这场催眠进行得专注而轻松。

二　情景回溯

还没有说几句放松的引导词，范泽安已经完全进入深层的催眠态。她开始描述场景，语速很快——

情景一：

我看到虚空之中的某个点射出了一道光，这道光变成了一条线，这条线代表着一条路。然后从路的那一端忽然出现了一辆汽车，高速行驶在这条路上，从那头飞驰过来。然后一辆又一辆的汽车出现，相继不断，飞驰在这条路上——我明白了，这些飞驰而过的汽车是在快速下载与我有关的信息。

忽然，在这条路上出现了一个山洞，所有的车都需要穿过这个山洞继续向前。（个案开始大口的地吸气和呼气，催眠师问："发生了什么事？"）我看见一辆车走进了山洞里。我在这辆车上，感觉呼吸困难，很压抑，感觉要发生什么事情。（个案继续大口地吸气和呼气，情绪有些激动，开始带着哭腔描述。）感觉山洞前方的路被堵住了，这里成了一个死胡同，过不去了，走不动了。（开始毫无忌惮地大哭起来。）怎么就过不去了呢？怎么就过不去了呢？……别人走得都好好的，都可以顺利地过去，为什么我走到这里就过不去了呢？……（继续大哭）这里我也走过很多遍了，为什么今天就过不去了呢？

（哭了一会儿，个案深呼吸，慢慢平静下来，开始面对现实。）我在考虑怎么办，现在还不知道。……周围没有其他的人，只有车停在那里——我想起来了，车上有铁锹，我可以沿着原来前进的方向挖一下，看看能不能挖出一条路来，说不定只堵住了一点点。我打算朝这个方向挖下去，但我心里也没有把握，不知道这段路堵了有多长，可能前方的整座山都塌下来了，如果这样，凭我手里的这把铁锹是怎么努力也挖不到头的——我放弃了，我放弃沿着原来的方向继续走下去，现在，我决定往后退了。

啊？（个案倒吸了一口冷气，把催眠师也吓了一跳。）天呐，后面的路也被堵住了！！！只有我一个人在这个狭窄的空间里。（认识到这个现实后，个案反而更冷静了。）我必须要想办法了！！！向前向后都不行了。我忽然想到了一个全新的方向，那就是向上突围！！！我努力向上爬了上去，像是突破了一层纸做的天花板一样，我竟然出来了。

呵呵，我出来了！现在站在上面再看我周围的境况，这里很像是一个很小的中空的土堆，我只要往前或者往后挖一点点，都可以突围出来，没有想象的那么困难——不行，我要下去。我沿着这个洞又回到了下面的土堆里，我很轻松地把前面和后面的路都打通了。我刚才设想的困难都是假的。

现在，这个困难并不重要了，已经解决了。现在，关键是我从哪里来，要到哪里去。好像前后左右都有路可走，我却不知道要去哪里。我就是走着走着遇见了塌方，在这里停了一会儿，现在我出来了，我原来的目标却需要重新思考了。

我可以向回走，回到我出发的地方；也可以沿着原来的方向继续向前走，去到我的目的地——起点那里我已经去过了，我选择向前走，看看前面会有什么。

情景二：

我经过一片田野，田野里都是黄绿色的水稻。我好想停下来看一看，但是我的心里有一个声音告诉我，这不是我想去的地方，我不该在这里停下来，我必须继续向前赶路。随后，我走上了一条古道，这条古道已经存在上千年了。我是通过一扇城门走上这条古道的。

（进入另一个时空，自动切换成一个男人的口气。）我牵着骆驼走在这条古道上，骆驼背上驮着两个大箱子，风尘仆仆地在赶路。我是一个男人，挺高的，长着大胡子，胡子好像好久都没刮了。我用围巾围着脸，围巾是灰色带枣红的颜色。现在风沙挺大的，随时都可能看不清方向，但是我一定要回去，因为我知道有一个心爱的姑娘正在等着我。为了见到她期待的目光，无论遇到什么困难我都要坚持下去。

没想到我在路上遇到了强盗，受伤了，我拖着一条腿还在继续往前走。我不忍心骑在骆驼上，因为它是我忠实的伙伴，而且它还驮着我的两个箱子呢。箱子里装着的都不是什么特别值钱的东西，但是是我家传的和常用的东西。它们并不是很值钱，但对我来说很珍贵。其中有一些书本呀、首饰呀之类的东西，我要把这些东西交给那个姑娘，要让她替我保管这些东西，因为我还要继续去流浪。

大约十年之后，那个姑娘已经是我的妻子了，我们还生了三个孩子。我之前带回来的东西很多都是祖上传下来的，我希望我的妻子能帮我好好保存，并且将来传给我的孩子。自从把那些东西交给我家人保管之后，我的心里一直挺踏实的，不管我能不能回去，即便是我随时在这片风沙之中结束生命都没有那么重要了。

我的脚自从那次遇到了强盗，受伤之后就一直没好，我一直跛着脚走路。即使这样，我一直在路上，我好像在做一件重要的事情，或者在等待着执行重要的任务——

我的任务就是以一个商人或者是流浪者的身份传递一些重要的情报，这些情报都是关乎两国之间重要的军事动作的。我也可以回去看我的家人，但我不能一直在家里待着。我的妻子一直都很理解我，她虽然不知道我在干什么，但她每次都很信任地让我出门。

后来，我的女儿知道了我在做什么事了。再后来，她出嫁了。她嫁到了我窃取情报的那个邻国，她以她的爱情来帮助我实现两国之间的友好和睦、商贸往来。我知道她做这样的选择是为了我，她那么懂事，为了我做了那么大的牺牲，我挺心疼她嫁得那么远。但是，她的婚姻也挺幸福的，所以我也为她高兴。

她出嫁之后，两国的边境和平了许多，两个国家的关系似乎不再那么紧张了，我也不再需要那么紧张地来往传递消息了，我的工作可以放松一些了。妻子也很支持我。其实，她一直知道我在做什么，但她却从来不把这件事说破。我以为她不知道，我以为她不知道就会很安全，其实她什么都知道。

（自言自语地感叹哭诉。）我一直以为不告诉他们，他们就会很安全、很幸福，所有的风沙、辛苦都由我一个人来承担。我发现我错了，大家都知道我在做什么，他们也都在尽自己最大的努力来帮助我承担。如果我之前把很多事情告诉他们，让他们也能尽自己的一分力量，这样一家人生活在一起，共同做事，可能会更幸福。

我以前觉得什么都不告诉他们，他们会更安全，其实这样做他们会很伤心。他们一点都不像我认为的那样，在家里更幸福。相反，当大家一起做事，危险一起来承担的时候反而大家的心连接得更紧了。而且时局并没有我想象的那么严酷，用爱情的形式也可以化解边境线上国与国之间、民族与民族之间很多的分歧、杀戮和仇恨。

我以前总觉得应该用自己的生命来承担一切，其实不是这个样子的。大家应该一起有爱地做这个事情，形势并没有想象中的那么严酷，一家人在一起的时间也会更多。我没有必要长年累月地抛妻离子，自己一个人忍受沙漠中的孤独和风霜。但是，我很感激他们这些年对我的付出。

我很享受现在这样的状态，我终于不用再风里来雨里去，一个人在漫漫黄沙中孤独行走。其实我不是英雄，我也不想做英雄，我只想过一个普通人的生活。（催眠师感叹，生活中有多少人都是在咬紧牙关，硬逞英雄？）他们也希望能帮助到我，但是我拒绝了，我以为我这样做，他们会很幸福，其实不是这样的。

现在，没有什么事情可以做了，天下太平了。我慢慢地老了，我就这样慢慢地老死了。我的女儿把我的骨灰带到了国境线的另一边，希望把我安葬在那里。

她想让我知道，那一边也是我的家。不要让我觉得只有这边是家，那边就是敌国，天下没有敌国，天下都是家。在我女儿的帮助下，我最终明白了家和国的概念，没有我女儿的帮助，我永远都不会理解。

现在，我飘在国境线的上方，我在看着国境线，就是这样一条线，这边就是这个国家，那边就是那个国家。其实，所有的高山、河流、沙漠都是连在一起的，为什么非要分开，分出个你我呢？为什么要分出你我呢？

三　与潜意识对话

什么时候结束情景回溯、开始与潜意识对话，是需要掌握"火候"的。经验丰富的催眠师都会有一种感觉，不是看时间，也不是固定看几个场景。当然也有例外，有时没等催眠师准备好，潜意识自己就出来说话。潜意识出场后，个案说话的声音、口气、高度会与之前完全不同。

催：为什么要让她看到第一个情景？

潜：这是她现在遇到的问题。

催：她现在往前走和往后走都可以？

潜：不，她现在还处在第二个阶段，向前走和向后走的路都被封上了。她现在要换一个方向爬出来，看一下她所遇到的困境是什么样子的，然后再去决定往前走还是往后走。

催：她怎么才能爬出现在这种无路可走的困境？

潜：先要停下来。

催：好的，那她的目标在哪里呢？爬出来之后是继续向前走吗？

潜：目的地并不是最重要的。

催：整个这个过程是想告诉她什么？

潜：相信自己可以的，而不是一次一次地证明自己。并不是不知道自己行不行，去一次一次地做，证明给自己看，而是相信自己一定可以，然后再去做任何事情。去做这些事情的时候不是证明，只是去做而已。

催：只要去做，就可以看清前面的路了吗？

潜：真正地从原来的轨迹上脱离出来，不要总是想着向前还是向后，而是抬起头来，向上看。跳出之前只能向前或向后的思路，因为现在两边的路都堵上了。只有换一种全新的思路才能够突围。

催：她现在知道具体怎么做了吗？

潜：知道了。

催：为什么给她看第二个情景？

潜：让她知道家的意义是家人一起做事情，而不是为了给家人一个满意的环境，她自己努力去做事情，去承担。无论她多么不想让家人担心，其实，家人一样很担心她，又束手无策。她自己很累，家人也很担心，如果大家一起面对一个问题，大家各用各的方法，反而会拉近家人的距离，事情反而会明朗很多。所以她需要学会多跟家人交流。

催：家人包括谁呢？

潜：爸爸妈妈，公公婆婆，哥哥嫂子，特别是她的先生。

催：大家都知道她的困难？

潜：可能并不知道具体发生了什么，但大家能够感觉出来她遇到了一点麻烦，都在为她担心，一直想帮她，她却装出若无其事的样子。其实她每一次出门，家人都希望她安全地回来。她不说她的困难，大家也在担心。

催：给她什么建议呢？

潜：她要相信她的家人都会理解她，都会用各自的办法支持她的。扛着不说，只会让家里的气氛更压抑，家人更担心。

催：为什么她会遇到这样的困难？

潜：她需要成长，因为她现在精力用在这件事上，所以只能在这件事上给她设置一个障碍，让她去跨越。如果障碍放在别的地方，她会绕道而行，不去面对，也不会成长。只有设在这里，她才会想办法跨越过去，才会有收获。

催：现在如何处理这件事情呢？

潜：先停一下，或者先不要花这么大的精力去做，可以把精力转移到其他的事情上去。

催：去做什么事情呢？

潜：让她做点轻松、有趣的事情，跟朋友或团队分享一下她的成功经验。或者回归一下家庭，她需要像妈妈一样去照顾孩子的衣食住行，她可以像女主人那样去照顾着家里的上上下下、里里外外。她是一个家庭观念很重的人，家才是她的根据地。离开家去做任何远离现实的事情，对她来说都很吃力。家庭生活的体验对她来说很重要。

催：她还想把现在的事业做到国外去，转移到国外去做，市场会不会好点？

潜：这些都不是她积极去谋划的，如果有合适的机会也可以去做，这一切都不是她设计出来的，要顺势而为，求之不得。

催：休整一段时间，她以后还会继续做这个项目吗？

潜：不一定，适应于现在的，不一定适应于未来。

催：为什么会出现现在的情况呢？

潜：他们团队需要成长。因为前一段时间他们做得太顺利了，有些麻痹大意、盲目乐观。他们需要各自反思和成长，再去做事情。如果一直这么顺利地做下去，只是利润的不断增长。

催：对于他们个人的成长没有意义？

潜：利润的增长对很多人来说是有意义的，但是对于他们来说，是没有意义的，或者不是他们的最大利益，或者不是他们最感兴趣的。

催：他们从中会学习到什么？

潜：他们从中学到的已经太多了。他们也知道应该稍微停一下，可能是出于惯性吧，他们有些舍不得。

催：她现在的身体情况怎么样？

潜：还不错吧。

催：她为什么会经常头疼呢？

潜：她的固执太多了。（这个答案抛出得有些突兀。）

催：可以帮她疗愈一下吗？

潜：可以。（感觉潜意识去后台忙去了……）

催：疗愈是需要时间的吗？需要一段安静的时间吗？（催眠师需要与潜意识时刻保持联系，防止断线了，还在这边干等着。）

潜：她的头脑里有一些原本该是畅通的、相连的通路，被她的固执的信念框架强行分开了。我看到了一个正方的框架，把原本相连的通路一部分框在了里面，一部分框在了外面，这是她头疼的原因。我正在帮忙把她原来阻断的地方连接起来。

催：感谢潜意识。您在怎么做呢？

潜：就是用一滴光把断了的地方接起来。像挤牙膏一样挤出一滴光，滴在断了的地方，把两边一粘合，接通起来就可以了。（好有画面感，又好科幻的感觉。这就是潜意识运作疗愈的方式之一。）

催：断的地方多吗？

潜：还是挺多的。

催：需要很长的时间来修复吗？

潜：边上受损不是很严重的地方都已经修复好了，但是中间有一个地方很严重，已经有一个很大的空洞了，滴上再多的光，两边也粘合不起来，缺口太大了。

催：那怎么办呢？

潜：我试试看吧，滴一滴大一些的光，两边再向中间拉一下，有可能会连起来。

催：这种光的修复会很稳定吗？

潜：是的，只要修复好的地方就没有任何的瑕疵或者是痕迹。

催：用的是什么颜色的光？

潜：有一点点带金色的白光。……有一个洞太大了，还是补不起来，(听起来感觉潜意识有些灰心，感觉已经很努力了，还是没有做好。)像是牙齿上的一个洞，太深了，已经没有办法补了。

催：这个洞是怎么产生的呢？

潜：她之前受到周围别人观念的熏袭、腐蚀太严重了。

催：那怎么办呢？您还有别的办法吗？

潜：我把一个像药丸一样的东西塞进这个洞里去，这个药丸会慢慢地变成这个地方原来需要的东西，但是这个转化需要比较长的时间。我只能先这样处理了，这不是我一下子就可以解决的了。

催：这需要她自己做些什么来促使这个药丸的转化呢？

潜：用半年的时候，经常反思一下她之前受到了哪些观念的侵蚀，反思她空洞的地方缺失的到底是什么。她想起来一点，她发现一点，这个地方就长出一点新的。

催：这个是通过她的觉察可以实现的吗？

潜：是的，只有她自己知道了，她缺少了什么，被腐蚀掉的是什么，这个地方才会重新长出来原来就有的东西。如果她觉察不到，这个药丸也不确定需要转变成什么。唉！(感觉潜意识就可以帮个案到这里了，剩下的需要个案自己去承担了。)

催：这个对她来说有些困难吗？

潜：观念的转变还是不容易的。同样的一个观念，对于不同的人，或者同一个人的不同阶段，影响也是不一样的，可以是正面的观念，也可以是负面的影响。我们只是要在恰当的时候用恰当的观念来处理当下的事情。

所以，观念的本身没有正负。只是你一直抓住一个观念，用它来处理事情，就是固化和偏执。其实过了这一个点，你应该放下在这之前让你得益的观念，而拿起另一个工具来做事情。喝汤的时候就需要放下筷子，并不意味着筷子本身是错的，如果你想吃菜的话，还是要借助筷子的。

催：能提示一下是什么腐蚀到了她吗？她如何去找到这些观念呢？

潜：那些让她痛苦的。让她预知到沿着这样的想法，结局是让她不自在的，不想要的——哎呦，那个药丸已经开始转变成一些她需要的观念了。（意外和惊喜的口气。）她当下意识到的一些问题已经开始发生转变了。

催：她会相信这些转变吗？

潜：她不太相信这是我在做的，她还以为都是她自己想出来的。她哪有这个本事？如果她真的有这个本领，她自己早就做了，就不需要我来出手帮助她了。

催：很多人都会这样想的。她怎么会相信这是您做的呢？

潜：之后的三天，她会觉得莫名的轻松和开心。她也没有做什么特别的事情，她会觉得很奇怪。这时，她会不得不相信是我的力量。

催：她想让自己的视力再好一些，这个可以吗？

潜：不需要吧。看不清就看不清，也不影响她的生活状态。她现在的视力也不错。她提出这个问题，只是想考验一下我的能力，并没有真心想要改变她的视力。（没有什么小花招，可以瞒得过潜意识。）

催：她自己真的是这样想的？

潜：有些事情看得太清楚也会困扰到她。现在她的视力基本可以满足生活的需求。

催：她觉得自己的皮肤还不够好，不够漂亮，怎么办？

潜：已经很好了，多用欣赏的眼光看待自己。她需要把更多的意识收回到自己的身上。

催：她为什么会把钱看得特别重？特别舍不得花钱？

潜：嗯，受她原生家庭的影响吧，她父母都是这样的人。首先她是一个家庭观念很重的人，就像在第二个人生故事给她看的那样，他把祖传下来的并不值钱的什么东西都放在骆驼身上驮着，他自己受伤了都不忍心坐在骆驼上，却让骆驼驮着这些没用的东西。等他把这些东西交给心爱的姑娘之后，自己觉得很踏实了，还要想着把这些东西送给他将来的孩子们。所以说，她是一个家族传承观念非常重的人。

她父母一直省吃俭用，把她养大成人，供她读书。她觉得这是她父母一个很大的优点，她又是这个优点的得益者，所以，她毫不犹豫地原封不动地继承了父母的这个优点，并决定把这个优良的家风传承下去。

她长大之后慢慢发现这也是一个障碍，把一块钱都看得很重让她处处不自在。有时花不了钱，又做不成事，又赚不来钱。她开始感觉到，这个观念需要她去突破，但是，这并不容易。她觉得突破这个观念就是对父母的否定，对自己的过去的否定，她不敢去突破这条信念，就像情景二中的那个人受了伤，跛了脚，也不会想到把那个箱子里的不值钱的东西扔了，自己坐在骆驼上。她真的把这个传统看得比她的命还重要。

所以，她一直在原地挣扎，一方面想面对金钱的时候能轻松一点，另一方面她又想保持着自己认为的"优良家风"。在这两个观念的冲突中，她举步维艰。

催：怎么才能不纠结？

潜：她必须要打破爸爸妈妈在她心里的偶像地位！她一直觉得爸爸妈妈很成功，受到村里人的敬重，温饱不愁，那是她爸爸妈妈的人生，那不是她的舞台。她只有打破对她父母的神话级的崇拜，才能够看到一个更广阔的天地。她一直觉得父母勤勤恳恳，尽职尽责，赚钱养家，让一家人温饱不愁，是一件很了不起的事情。在这一点上，父母做得很成功。

但她必须看到另一个侧面的事实，就是父母的能力非常有限，竭尽全力才能仅够温饱，花那么大的力气拼命赚钱，也一直维持在基本生活水平上。她需要完整地看到这两个方面。尽职尽责值得肯定，艰难困苦不需要再去重复了。她要相信自己有更大的能力去赚更多的钱，她会比她的父母做得更好，有更大的发展前途。并且可以轻松地支配这些钱，去改变她的生活，不再过着像父母那样捉襟见肘的日子。

在单方面只看到父母的成功与优秀的时候，她无形之中把自己的格局也定义得像她爸爸妈妈那样的高度。她必须要承认另一方面父母的不足，对很多人来说，这是很痛苦的，但是唯有痛苦才可以成长。

在她建立起自己新的格局之前，她需要承认，父母对她的指引只能把她带到这里了，之后的路需要她自己去走了，父母已经无能为力了。

催：说得很有道理。在建立新的格局之后，金钱也会流动起来，不断地流经她？

潜：是的，这首先是一个心量的问题，接受有多少的钱可以流经她。她已经开始变化了。未来变成什么样子，要看她有多么勇敢。

催：她说她害怕孤独，这个是什么原因？

潜：她是属于家庭的群居动物（笑），所以，她总是寻找归属感。她是鱼，家庭就是水。只有在家庭中，与人相处的时候，她才会获得力量和支持。她不是孤独侠客，孤胆英雄，她在家庭中才能找到自己的位置。在与家人互动的时候，她才能找到成就感，她的爱心才可以有处安放。

催：但是她的家人一直给了她很大的支持，为什么总害怕孤独，害怕失去家庭？

潜：她看到了太多的不幸，反而会觉得自己的幸福有些不可思议，有些不现实，觉得自己竟然可以这么安稳地生活。就像是情景二中那个人一直觉得外面的局势很紧张，所以不安心在家里待着，随时在外面流浪待命。这并不是一件坏事，就是要提醒她，家才是她的根据地，不要完全抛下家庭去外面单打独斗。

催：好的，潜意识还有什么要说的吗？

潜：你们两个人可以相互学习，相互帮助，我们一直在看着你们。

催：谢谢。今天就到这里吧。

催眠师说

第一个情景在催眠中只有几分钟的时间，我却觉得很重要。这个场景有很好的画面感，而且象征意义很明确。这个场景可以让我们之后在遇见问题的时候冷静地想想：

一是我们遇到的那个问题真的像我们看到那样困难吗？

二是能不能突破常规换个角度去认识这个问题？

三是先停下来、静下来，再解决问题。

四是一切都是过程，解决问题之后还要继续选择方向、考虑我们到底要走向哪里。

　　五是潜意识一定是会把问题安排在我们绕不过去的地方，因为这会逼着我们面对和成长。

　　六是先相信自己，再去做事，而不是用做事来证明自己！

　　总之，所有事情的发生，都是来考验我们、成就我们的，如果我们还困在其中摸不到头绪，还没有感觉到这件事的真正意义，至少要明白，是我们还没有看清这件事，那就换个角度来看待这件事吧！

第五次失恋之后

引子

    我是在一次朋友的聚会上认识晚霞的。她说，她的身上有一个标签，叫"前女友"。她十年来先后谈了五次恋爱，最后成了五个男孩的前女友。第五次失恋之后，她没有遇到合适的人开始第六次的恋爱，而是遇到了我，她决定找我做一次催眠。

一 与个案面对面

我们的聊天自然是从五次恋爱的经历开始谈起。

第一段感情发生在大学校园里。大二那年，晚霞一见钟情爱上了一个男孩，心如撞鹿。她主动向男孩表白了，那个男孩有些犹豫，并没有立刻答应。她虽然有些伤心，但感觉也在情理之中，毕竟男孩那么优秀，成熟稳重，有才情，有能力，相比之下，自己是再普通不过的女孩了，她只能在心里继续一个人的爱恋。

过了有半年的时间，忽然一天，男孩来找她，说愿意跟她在一起。十多年之后的今天，她给我讲起这段往事的时候，我依然可以看到她脸上带着羞涩，眼里闪着光芒，十年的光阴、五次的爱恋都没有将初恋的激动消磨殆尽。她说，她感觉自己是位灰姑娘，终于遇上了自己的王子。好想生活在童话里，牵手、接吻、结婚，然后幸福地生活在一起，虽说是有些老套，但也踏实而安稳。

但生活不是童话，牵手只是开始。男孩交际广泛、学习刻苦，与她谈恋爱也只是一起吃吃饭，上上自习，聊天也只是眼下的生活，对于未来没有展望，也没有设计。其间也像其他的校园情侣一般吵吵闹闹、分分合合，终究也磕磕绊绊地到了大四。脆弱的感情，在毕业前的分手大潮中分手，好像彼此都不需要什么理由，只是看谁先说出那句话。还没有毕业，大家就开始了各奔前程……

第二段感情的男主角是晚霞的大学同学，北京人。她在大学谈恋爱的时候，男孩还是她同学的男朋友，他们会组团一起运动，一起聊天，她只是把他当成好朋友。跟男朋友吵架之后，她也会找他来评理，再向他抱怨一番，而他也会认真地开导她，安慰她。很多同学都说那个男生喜欢她，但是她自己没有往这方面去想，因为她当时的精力都放在她喜欢的男朋友上。即使后来两个人都单身了，也没有想过是否要在一起。再后来，他们分别到了新的城市，开始新的工作、新的生活，自然有很多的事情需要面对，需要分享，他们的关系比之前更密切了。天天打长途煲电话粥，一聊就是几个小时，走路、吃饭的时候都可以一直打着电话，甚至有时候两人各自做什么事情都没有出声也不会觉得尴尬。现在回想起来，那真是一段快乐的时光。第二年夏天，晚霞在北京出差期间，正好遇到了男生的生日，他们很开心地聚在一起庆祝生日，也自然地确定了恋爱关系。原来，翘首以待的爱情就在自己的身边！！

　　这种新的关系他们自己还没有来得及适应，就被男孩的父母发现了。让他们没有想到的是，男孩的母亲强烈反对他们在一起，反对的基调一定，至于理由是啥也就无所谓了。当时男孩刚参加工作没多久，白天工作压力特别大，晚上一回到家就要面对母亲的高压，心情自然苦闷。他们两个又是异地，没法及时见面，忙的时候没有时间交流，闲下来打电话，两个人对于感情的未来又看不到出路，不免悲情哀怨。渐渐地，电话打不打、未来谈不谈都成了两难的一个问题。而对于这个问题，她开启了既期待又指责的模式。她害怕失去，所以抓得更紧。没过多久，男孩终于不堪各方面的压力，提出了分手。她也做过最大的努力来挽留，但是，曾经的友情与爱情，还是一同随风远去！

　　开始第三段感情的时候，晚霞已经有些开始怀疑自己、怀疑人生了。她不知道自己还能不能找到一个人去恋爱，再把恋爱关系坚持到结婚那一天。第三个男朋友是做生意的，胸有城府，稳重大气。她笑着说，她所谈的这几任男朋友都是心怀抱负、志向高远的人，这样的人才会吸引她。但是，这些人的人生剧本中，也充满了更多的动荡和不安于现状。他们在一起没过多久，感情初步稳定，她感觉美好的一切刚刚开始。这时，男朋友提出要去南方发展事业，让她等两年的时间，赚够了钱再回来结婚。她一开始就觉得这个承诺太渺茫，幸福的未来有可能永远都不会来，但当时也没有什么特别的理由要分手，于是她不情愿地开始了漫长的异地恋。她每天都在似有似无的关系中等待着不知道会不会来的幸福。两年结束了，对方说工作没有预期的顺利，不能按时回来了。这并不是最可怕的事情，最可怕的是对方竟然没有邀请她去南方工作，在那里结婚！连一声敷衍都没有，这不只是可怕，甚至是可耻！恋爱、等待、分手、失恋、痛苦、恢复，一晃又是几年过去了。

第四段感情出现时，晚霞已经有了很强的危机感。一年一年就这样过去了，家里人催婚催得越来越紧，她也感觉到自己快要进入"剩女"行列了。她真的想在 30 岁之前把自己嫁出去。她开始劝说自己不要看重什么所谓的感觉，外在的条件差不多就嫁了吧，哪有什么一见钟情、两情相悦、三生石盟，童话和传说都是骗人的！在这样的心态下，她开始了一段在七大姑八大姨的眼里看起来比较靠谱的恋爱，只有她自己知道，那种感觉不对劲。整个过程中，她一遍遍地安慰自己，说服自己，甚至欺骗自己。直到后来的某一天，她才发现，自己真的无法在这一段感觉中继续了，因为她实在装不下去了，她无法欺骗自己……

晚霞的人生剧本越来越精彩，第五段恋情听起来更不可思议。调整了好久的状态，她又谈了一个新男朋友，感觉还不错，两个人都觉得对方是合适的人，都有要继续发展下去的意思，只是还没有谈婚论嫁。这时候，传来了一个哭笑不得的消息——男朋友的前女友怀孕了。事情是发生在他们俩见面认识之前。男方的家人强烈要求两人结婚生下孩子，他们认为双方的年龄都不小了，如果这样奉子成婚，是非常圆满的事情，可以说是皆大欢喜。男孩觉得毕竟与前女友在一起也是有感情的，又有了孩子……男人的责任心被触动了，在两个女人之间开始摇摆。她说，在这件事情上，她一下子成了一个多余人。她无力反对，也无法抗拒，只有优雅地退场。毕竟，她也没有确定两个人感情的结局，她甚至有点庆幸，并没有投入太多，爱得太深……

一声叹息。对于局外人，这些只是故事，可对于局内人，这些都是无数次的期待、无数次的争吵以及无数个夜晚的辗转反侧。晚霞说，她要求并不多，只是简单的一屋、两人、三餐、四季，可是，这些在她看来，已经越来越遥远甚至模糊了。

我问她，如果没有任何的限制，你想要去做些什么？

她说，很多。

想去草原骑马，白天在宽阔的草原上策马奔腾，感受风吹过发丝，吹在皮肤上，感受骑马时的飞腾跃动；晚上住在蒙古包里，看星星月亮，听风声呓语……

想去高空跳伞，感受自由落体运动，感受张开双臂拥抱整个大地的气魄；换一个角度看不一样的风景以及落地后的踏实……

想去苍山洱海，透过大大的落地窗看日出光芒万丈，看落日余晖千里。穿着棉麻衣衫，打着赤脚，松散着长发，或伸展腰身，或蜷缩拥抱，或弹琴唱歌，或掩卷养神，随阴阳变换，日出而作，日落而息，无拘无束，怡然自得……

想去征服珠穆朗玛峰，想去南极北极，想对着峡谷大喊，想去开一家书店，在书店里面布置绿植鲜花，让书香花香萦绕心头……

晚霞说，她只是想想。因为过去三十年的生活，她感觉自己在一座摇摇欲坠的独木桥上艰难前行；她感觉自古华山一条路，生活没有给她任何其他的选择，她感觉凡事不进则退，而生活又没有给她留任何的退路。如果可以选择，那么，她想做的太多了，最重要的是"别管我"，让她行则行，留则留，不计划，不预期，因为她实在太累了！

晚霞，一个偏远山区的女娃，通过高考这条独木桥，一步步做到省会城市高端技术行业的白领，这其中有多少看得见的不容易。还有，从地域上远离家乡，从精神上远离父母，孤独已是注定的，可偏偏在感情之路上一波三折，让终结孤独的期望一次又一次地幻灭。我不知道，这感情波折的背后到底有什么等待她去发现。

之后，我们简单谈了些工作的现状、身体的情况，准备开始催眠。

二 情景回溯

进入催眠状态，晚霞开始向我描述她看到的情景：

情景一：

蓝蓝的天空，高高的山峰，皑皑的白雪。

这是一个很陡峭的雪峰，很多滑雪的人从上面呼啸而下。我穿着蓝色的滑雪服，脚下是两个滑雪板，我正从上面向下滑行。经过稍微平缓的路段，速度减慢，然后经过一个峭崖，腾空而起，飞起来又落下去，再滑过一段S型的路，向山脚下飞去。我听着风呼呼的从耳旁经过，感觉到一种自由飞翔的快感。虽然周围也有人在一起向下滑，但是我不认识他们，我只在做我自己的，跟他们没有什么关系。

滑行了好久，速度渐渐地慢了下来，我终于停在了山脚下。那里聚集了很多的人，他们在呐喊欢呼，欢迎我的到来。他们用崇拜的目光告诉我，我很勇敢。

我转身进入一间屋子，这间屋子有一面大大的玻璃窗。玻璃阻隔了外面寒冷的空气，却让阳光洒了一地。我脱下滑雪服、摘下滑雪板，在一个长长的条凳上躺了下来，我想在这里放松一下。

透过玻璃窗子，我看到了外面的蓝天和白云，雪山和人群，那是我刚刚走过的地方，我觉得自己真的很棒。不过现在我想休息了，我随意地翻了几个身，闭目养神。

情景二：

我看到了一条河，河上有船，船上有船夫；河边也有很多人在那里打牌下棋。在离他们不远的地方有一片树林，我正坐在树下的椅子上伤心。过了一会儿，我站了起来，一个人在那里转圈。（明显感觉到个案的情绪涌动，眼看就要哭出来的时候，忽然画面跳转了。）

在一个临海的房子里，有着大大的落地窗，我站在窗前看着外面的大海。海上的船，随着海浪的涌动，上下漂荡。海浪一阵阵地扑过来，很高，很美，这里的感觉很好。（既然这里感觉好，催眠师就多留了一段时间让个案在这里放松，渐渐地感觉个案的情绪平复了。）

情景三：

我的视线变得越来越高，看清楚了那个房子原来就在那条河的边上。我的视野越来越大，我看到的更多了，更远了，那个房子和那条河越来越小了。

我看到了一只鹰在天空中翱翔，当我再向下看那条河和那个房子的时候，我发现原来我就是那只鹰。我感觉到自己很有力量，可以俯冲、可以滑行，可以任意地翱翔。

情景四：

我看到了一个非常狭窄的角落，两边都是墙，我感觉到这里非常挤，在里面动弹不得。我没有看到人，但我的视线就落在这里。我感觉自己就是在这里长大的，但是我现在要出去，毕竟这里对我来说太挤了。

当我从一个很小的缝隙挤出去的时候，而且好像是倒退着挤出去的，我发现外面是一个金碧辉煌的大殿，有着拱形的屋顶，大殿中间是螺旋向上的楼梯，应该可以顺着楼梯到更高的地方去。

我看见一个两三岁的小女孩在大殿里跑来跑去，她圆圆的脸，穿着白鞋、白袜和白裙子。走出大殿的大门，这个小女孩就长大了，变成一个大人的模样。在这里可以看见这个大殿的占地面积很大，外面也是金光闪亮的，两边的树很高，台阶很长。顺着台阶下去，外面地势空旷高远，下面有一个池塘。看四下无人，

我决定在这里游泳。我躺在水面上仰望天空，也可以看见那个金碧辉煌的大殿，我觉得这里很美。我坐在池塘的边沿上，把脚放在水里随意晃动着，我感觉到很舒服，这是疲惫之后的放松。

情景五：

这是一个闹市的街头，两边店铺林立，店招飘摇，街上行人熙熙攘攘。有一个年轻的女人从闹市中穿过，来到街道尽头一个很大的房子里。这里好像是一个戏院，看台上空无一人。站在圆形的舞台中间，她情绪悲伤，忽然大叫了起来，惊天动地，好像要把她所有的情绪都发泄出来。发泄完了之后，她没有了力气，瘫坐在地上哭了起来。她感觉被人欺骗了，一直在骂骗子……

情景六：一个女人的一生

一个将军在深宫大院的走廊上匆匆前行，跨越一层又一层宫门，左右的太监、侍从们低眉顺眼，行色惶恐。忽然甬道前面的门关上了，阻挡了他们的去路。太监、侍从们都跪了下来，瑟瑟发抖。

将军非常愤怒，忍无可忍，先是骂了手下都是一群废物，然后大叫着去捶门。他敲了好久门还是没有开，盛怒之下他踹开了大门，拔刀向前，扬言谁要阻挡他的去路就会死！挡门的那些人纷纷后退，给他让出一条路来。

将军一直走到最后面的院子里，感觉这里是内院或者是内宅，山水亭阁，花草掩映，左右都是厢房。环顾四周，没有任何一个人，没有太监，也没有宫女，只有一顶轿子落寞地停在那里。他好像在找人！轿子里就是他要找的那个人，一个凤冠霞帔的新娘。他知道，那就是他要找的人！他空空地站在轿子面前，很难过。（我一直以为这个男人就是这个故事的主角，后来才发现，我们故事真正的主角这才刚刚出场。）

轿子外面，男人忽然单膝跪下，用剑撑地，头深深地低了下去，如同内心激荡着的深深懊悔。他无能为力，不能带她走，就只能这样一直一直地跪在那里……轿子里面，女人的心已经死了，什么也不会再让她的心起一点点的波澜。她面若冰霜，心如死灰，甚至连绝望都没有……（催眠中，镜头就一直定格在那里，好久都无法移动到别处。一个男人和一个女人，隔着那层薄薄的轿帘，似隔着千山万水，没有言语，也无法凝望。）

慢慢地，女人的心开始融化，过往的一幕幕开始在她的内心浮现。

那是一个暖暖的春日，在一棵桃树下，他脸上带着笑，看了她一眼，她也悄悄地看了他一眼……

后来，在墙外的甬道上，她看着他一身铠甲走过来，忽然抱起了她，转了一个大圈。天高地远，裙襟飞扬……

再后来，出现了一个屋檐和屋檐下的桃树。在堂屋下，一群人在一起议事。

催眠师问："他们是谁呢？"晚霞说："我父亲和我的叔伯们。"声音婉转哀怨，像极了一位大家闺秀的姿态，完全不似晚霞平日里大大咧咧、风风火火的样子。

（听了这个回答，一秒钟之内催眠师心里在转了十八个弯：这个"我"，是男主角？是女主角？或者如果是个案今生的父亲和叔伯们在她前世里的大聚合，那这个"我"就是个案现在的人格。如何快速地确定这个"我"到底是谁，剧情究竟会如何发展？下面的剧情会走男主角这条线，还是女主角这条线？催眠师要不要定向地引导……）

十八个弯转过，催眠师淡定地继续问下去——"你呢？"晚霞继续幽怨地回答："我站在远处看着他们。"

（到这里，主角是谁还是没有任何的进展。因为还是不能完全确定"我"

是谁。是剧中人，还是剧之外的看客。催眠师只有继续追问下去。)

"他们在谈论什么？"

"听不清楚。"

"你能感觉到大概是关于什么内容吗？与你有关吗？"

"有关。"

"与你有关的什么事呢？"

"出嫁！"

(直到这里，催眠师才感觉一切清晰了起来。个案已经完全融入了前世的情境中，完全切换到另一个人格中去。后来的描述就顺畅到甚至不需要催眠师的引导了。)

他们要把我嫁到宫里去，他们觉得这样对整个家族来说是最好的安排。我不愿意，我告诉他们我的想法，但是他们不同意。我坐在自己的房间里发呆，我没有别的办法，但我必须要做点什么——

跑！！！我和我心爱的人一起跑了，但没跑多久就被家里人追回来了。他们把我关在了屋子里，不让我出门，一直把我关到出嫁的那一天。这期间，我再也没有见到他，也没有他的任何消息。

(场景转换，回到了一个男人一个女人和一顶轿子的场景中。)我看到他在轿前跪了很久，然后起身走了……

(场景再次转换)我的年纪已经很大了，满头银发。我病了，躺在一张乌木的大床上，地下跪满了人。其中有我的几个孩子。我不知道我的男人在哪里，也想不起来他的样子。我只记得那年暮春的桃花树下我与他相视而笑，我只记得他把我抱起来旋转欲飞的感觉。我真的要走了。(这个镜头美到让人落泪。)

当我飘离出身体，离开这个世界的时候，我才可以更清楚地看到这一生经历的一切。在这一生，我深刻地体验到了无可奈何。从这些无可奈何中我学习到，如果自己的力量再大一些，结果就不会是这样的了。我这一生最大的课题就是抗争，一定要继续抗争。

催眠师问："这一生有什么遗憾吗？"催眠师预想的答案是"没有跟爱的人在一起"。没有想到，个案给出她的答案是这样的：在这一生，我曾下定了决心：有机会一定要抗争，不能妥协。但是我很遗憾，自己真的不够强大——

原来，今天上演的这部大戏不是爱情戏，而是励志剧！这一点在后来也被反复证明，晚霞的这次催眠，是让她通过爱情这个窗口，看到更广阔的人生！当然，还是有些爱情的素材，这一生中，将军就是她今生的第二个男朋友。

情景七：

我看到我的第五个男朋友。他说：你终于来了，我在这里等你好久了。他问："你还好吗？"听到他的关心，我开始哭，我觉得自己过得不够好，我觉得好委屈。（个案也开始哭，戏里戏外都在哭，一直在哭……）他过来抱住我说很抱歉，他觉得很对不起我，没有想到是这样的结局。他说，他是爱我的，这样的结果不是因为我不好。他说，怎么会就这样不管你了呢。听了他的话，我感觉舒服多了。

三　与潜意识对话

等晚霞平复了心情，我们开始与她的潜意识对话。

催：首先，非常感谢您愿意帮我们回答问题。请问您展现第一个滑雪的场景给她看是想告诉她什么？

潜：自由。

催：为什么您要把"自由"这一点强调给她？对她来说非常重要吗？

潜：嗯。她可以。（能量爆满，掷地有声。）

催：请具体解释一下。

潜：她可以做任何事情！！！

催：现实生活中她相信这一点吗？

潜：……（摇头）

催：当您把这一点用画面和体验的形式告诉她，让她真实感受到整个过程之后，她相信吗？

潜：会！

催：您让她看到她脱下滑雪服，躺在椅子上放松的场景，是想告诉她什么？

潜：随遇而安。

催：这对她当下的生活有什么启示？

潜：接受一切，允许一切。

催：在晚霞的生活中，有什么是她不想接受、不允许发生的吗？有什么是她一直在抗拒的？

潜：自己不好！

催：她一直觉得自己不好吗？

潜：嗯。

催：哪些方面不好呢？

潜：哪儿哪儿都不好！

催：您站在一个更高的高度上来看，她是这样的吗？

潜：……（摇头）

催：那您告诉她，她是一个什么样的人？

潜：她可以做任何的事情！

催：嗯。一个可以做任何事情的人，怎么就变成了一个她认为的哪儿都不好的人了呢？

潜：别人的眼光和别人的标准。

催：她一直在拿着别人的眼光和别人的标准来衡量自己，自己哪里都不符合别人的要求，于是她就成了一个哪里都不好的人了，可以这样理解吗？

潜：是的。

催：好的。那怎么样她才能不用别人的标准来衡量自己呢？

潜：苦与甜只有自己知道。

催：请具体解释一下。

潜：每当拿别人的标准来衡量自己的时候，就会很痛苦。自己按自己的标准活着的时候，就会很开心，自得其乐。

催：那她所说的"别人"主要是指谁呢？她最在意谁的标准？

潜：长辈。

催：长辈？在现实生活中，谁的要求对她的影响最大？

潜：姨妈。（催眠结束之后与晚霞交流，连她自己都很奇怪为什么当时画面定格在姨妈那里，然后就脱口而出这个答案。她仔细回想了小时候的各种经历，竟也在情理之中。可见潜意识的智慧，精准地表达问题的答案。）

催：姨妈对她的要求是什么？希望她是一个怎样的人？

潜：乖，听话，懂事，学习好。

催：她一直用这样的标准来衡量自己吗？

潜：是的。

催：但她觉得自己不够乖，不够听话，不够懂事，学习不够好？

潜：是的。

催：您觉得她需要用姨妈的标准来要求自己吗？

潜：……（摇头）

催：您确定真的不需要吗？

潜：是的。

催：是时候该从姨妈设置的标准下独立出来了。如果不以姨妈的标准来衡量自己，那么她会怎样评价自己呢？

潜：勇敢！（不是姨妈想要的乖孩子。）有主见！（不是姨妈期望的听话孩子。）付出！（不是姨妈认为的需要别人照顾。）

催：好的，这才是她自己。您让她看到第二个场景，也就是在河边树下一个人坐着、转圈的情景是想告诉她什么？

潜：孤独。

催：请具体解释一下。

潜：不一定非要去融入别人。

催：嗯，不一定非要去跟别人打牌下棋，不一定非要跟周围的人保持非常亲密的关系。她总觉得与周围人的状态不够亲密，您是在告诉她，这并不是一件需要烦恼的事？

潜：是的。

催：但她一个人也并不开心，为什么？

潜：少了一个看着她笑的人。

催：嗯，少了一个真正理解她、欣赏她的人。第三个场景是您给她展示了一个鹰的视角来看周围，这个场景，您是想告诉她什么？

潜：站得高，看得远。

催：对于晚霞当下的生活，有什么启示吗？

潜：当局者迷，旁观者清。

催：这句话很不错，但是能结合她的生活，具体解释一下吗？

潜：她现在是当局者，很困惑。困在"一个人""单身"的局里，没有站在鹰的高度上，旁观这件事。

催：那么，站在鹰的高度上，旁观这个局，看到的是什么呢？

潜：视野越大，痛苦越小。她没有看到周围还有很大的未曾探寻的领域。

催：如果她去关注和探寻她周围未知的领域，那么，她的痛苦就会减少？

潜：是的。

催：那您给她看第四个场景，那个狭小的空间，是想告诉她什么？

潜：跟前一个场景一样。

催：如果把自己定义为 N 个男人的前女友，她就会把自己困在这里？

潜：是的。

催：还有什么其他的信息给到她？

潜：走出去！！！（语气非常的坚定，不容置疑！）

催：从什么地方走出去？

潜：从她长大的地方走出去！

催：她已经从她小时候的地方走出来了呀？（从童年生活的山村到现在工作的省会城市。）

潜：她还在成长！

催：不断成长？您是提醒她，她一直在不断地成长，同时，她也需要从不断成长的工作中、感情中继续走出去！不要困在其中，停留在原地。

潜：是的。

催：非常好的思路。那么如何走出去呢？

潜：有缝就可以挤出去。

催：先不要管外面是什么样的，先挤出去再说。这是一个新的思路。先说工作的事情，她也想走出去，离开这个单位、这个行业、这个城市，但是不免有各种担心，您有什么建议吗？

潜：置之死地而后生。（同样的掷地有声、不容置疑。）

催：不要等到把所有的条件和保障都设置齐全了再行动，是这个意思吧？

潜：是的。

催：您觉得晚霞明白您的意思了吗？

潜：可以。

催：她可以做到"置之死地而后生"吗？

潜：她可以！！！

催：嗯，当您说"她可以！！！"的时候，我都感觉到有一种力量从她的心底涌动起来。后来您给她看那个金碧辉煌的大殿和白裙白鞋的小女孩是想告诉她什么？

潜：走出来天地很大。

催：就像是那个小女孩子在大殿里跑的感觉！为什么那里没有别人呢？

潜：别人到达不了那里！她跟别人不一样，她可以去到别人不能到达的地方。

催：嗯，是的，她跟别人不一样。您让她看到她游泳之后躺在那里休息，是疲惫之后的放松，这个场景您是想提醒她什么？

潜：那里只有你一个人，你可以游泳，可以放松，可以做任何的事情。

催：请结合晚霞的生活具体解释一下。

潜：只有你一个人的时候，不需要那么严肃，那么紧张。工作中，即使没有人要求她，她也会很紧张。生活中，一想到又要被人催婚了，她就很紧张。

催：您给她看滑雪之后、游泳之后都会躺在那里放松的场景，她之后会学会放松吗？会与之前不一样吗？

潜：听自己的！想放松就放松，不再受到别人的影响。

催：好的。这样就很好。第五个场景，您让她看到一个人在看台上大哭这个桥段是想告诉她什么？

潜：有些真相可以说出来。

催：我不明白这句话，请具体解释一下好吗？

潜：有些愤怒、有些情绪是可以表达出来的。

催：您觉得她压抑了一些愤怒，限制了一些情绪的表达？能帮她说出来吗？

潜：欺骗、欺压、误解，都可以说出来。

催：具体是什么样的事情，她在什么样的事情中经历了这样的情绪没有表达，把这些情绪压抑了下来？

潜：……（沉默，似有千言万语，无处开口。）

催：是时候可以说出真相了。您可以给她一个示范，让她学会合理地表达！她遭受过什么样的欺骗？是时候可以表达这些愤怒了。

潜：别人做得不好的，都可以说出来。不想做的可以不做。（现场个案的情绪高涨，有种憋红了脸、鼓足了所有的勇气，话还是卡在喉咙里的感觉。这个答案文不对题，好像是潜意识在鼓励个案去面对、去表达。催眠师只能继续引导个案的小我，不要习惯性的紧张和压抑，放松，让真相展现出来。）

催：还有什么呢？我感觉还有更大的真相在后面，她曾经经历过什么样的伤害，难以接受，又无法忘记？（当催眠师在问这句话的时候，脑子里自动播放了各种被欺骗的狗血而悲情大戏：弥天谎言，钱财一空，被小三，被强奸，欲哭无泪，欲诉无门……）她已经准备去面对事情的真相，说吧！

潜：……不想留在这里了！为什么不接我走？（沉默寂静之后横空出世的呐喊！听说话的语气，不是潜意识的角色了。）

催：（脑细胞有点不够用，一秒之内三十六个弯转过：不想留在哪里了？工作单位？职业领域？这个城市？最刻骨铭心的感情里？但她表达的重点是责怪别人为什么不接走她？是责怪哪一任她心仪的男朋友不带她走吗？）你想让谁接你走？

潜：爸爸妈妈。（峰回路转，看来绝对不是我预设的剧情。）

催：爸爸妈妈把你留在了哪里？

潜：外婆家，别的亲戚家。

催：留在那里，没有接你走，为什么是欺骗呢？

潜：他们说是就住几天的。

催：她没有直接向父母表达她的情绪吗？（剧情已经清楚，催眠师直接绕过小我，开始与潜意识对话。）

潜：小的时候，晚霞会觉得这是一种欺骗。

催：从更高的角度来看，这件事对她有很大的影响吗？

潜：是的。

催：如何做才可以让晚霞心平气和地去面对这件事？

潜：原谅。

催：晚霞会去原谅她的父母吗？

潜：会。

催：请检视一下晚霞的内心，她现在已经原谅她的父母了吗？

潜：（停了好长时间。）还没有。

催：您可以帮助她吗？您展示一个什么样的更大的真相会有助于晚霞去原谅她的父母？原谅很重要，原谅是放下的重要步骤。

潜：……（停了好长时间，感觉是潜意识在给内在小孩子做工作去了。她恍然大悟地说——）噢，原来我不喜欢留在那里，大人也不知道呀。

催：而且大人也不知道这些事会对小孩产生这么大的影响呀。现在，再来感受了一下晚霞的内心，现在感觉如何？

潜：可以放下了。（感觉这个时候，个案即可以理解那个小孩的感受，也可以理解大人的做法。可以重新看待这件事了。）

催：关于要把真相表达出来这个主题，她还有什么要表达的没有表达？

潜：每个人的生活态度不一样。

催：能具体说一下吗？请继续！

潜：别人是别人，她是她。不要用自己的要求去衡量别人。

催：通过今天的对话，您觉得她对这句话会有深刻的理解吗？

潜：会的。

催：好的，现在我们来回顾一下您给她展示的情景六。您给她展示这样的一生是想告诉她什么？

潜：一定要自己强大起来！不要妥协。

催：如何才能变得强大起来？

潜：多学多看，走出去。她可以走出去！！！

催：她觉得走出去到一个新的地方，不管是为了工作，还是为了感情，都会很孤独！这个问题您怎么看？

潜：你怎么样生活就会怎么样！

催：我不明白这句话是什么意思。请解释一下。

潜：会有新朋友的。

催：因为她还没有走出去，所以，她无法预知新的生活新的领域会发生什么事情。也就是您之前告诉她的"置之死地而后生"！是这样吗？

潜：是的。

催：您总是强调让她不要妥协。在现实生活中，在哪些方面她一直在妥协？

潜：工作。要更有自己的主见，要表达。

催：通过这个故事，您还有什么要告诉她的吗？

潜：不要遗憾。

催：面对已经发生的遗憾，她要怎么办呢？

潜：再勇敢一点。

催：好的，那最后您让她看到她与第五个前男友见面的场景是想告诉她什么？

潜：她并没有被抛弃，还需要时间。

催：他们是有感情的，这样的结果对双方来说都是迫不得已？

潜：是的。

催：您告诉她这些真相，对晚霞来说有什么用吗？

潜：不是你不好！（这里潜意识直接用第二人称，是潜意识直接喊话晚霞，特别有力量！）

催：分手之后，她一直觉得是自己不够好。您在这里就是要特别强调，不是她不好，是吗？

潜：是的。

催：但是，她一直有疑惑，如果不是她不够好，为什么会经历一次又一次恋爱，都以分手而告终？

潜：……（长时间没有回答，好像这个问题很复杂，很难用一句话说清楚。催眠师只好分而治之，分别去问每一次的恋爱经历的意义。果然有效！！！）

催：那么我们可以先来看一下，第一段恋情是想让她学会什么？

潜：共同成长。

催：请具体解释一下？

潜：需要长成势均力敌的样子。恋爱或婚姻中的双方，需要长成势均力敌，才能够长期地、和谐地在一起。

催：第二段恋情是想让她学会什么？

潜：不要成为别人的负担。

催：请具体解释一下？

潜：不要成为别人的包袱，让别人在负重中前行。在恋爱或婚姻中，永远不要让一方单纯地成为另一方的负担，这样的关系不会长久。

催：第三段恋情是想让她学会什么？

潜：当断则断。

催：请具体解释一下？因为有句古话叫"当断不断，反受其乱"。（催眠师的脑子里一下子蹦出来了《史记》上的这句话，感慨兵法与恋情无二呀！）

潜：分开、结束并不是一件最坏的事情，不管是工作中还是生活中，很多事情都需要当断则断。

催：第四段蜻蜓点水般的恋情是想让她学会什么？

潜：再慢一点，可以慢一点。

催：请具体解释一下？

潜：不用太着急。在谈这一段感情的时候，她明显地着急了。这段仓促的感情就是要告诉她，不要着急，不要乱了节奏，慢慢来，在感情之外的其他方面也要慢一点，稳一点。

催：嗯，"欲速则不达。"第五段恋情是想让她学会什么？

潜：允许。（这一刻觉得现场的能量感特别强。）

催：请具体解释一下？

潜：允许事情的发展脱离开自己的掌控。他们分开不是因为她不够好，不需要自责和自我贬低。

催：您觉得您安排的这五段感情，需要让她学会的这些道理，她都学会了吗？她理解在每段感情里的成长和收获点了吗？

潜：可以。

催：再来回顾这些感情经历的时候，我感觉这些经验不仅仅适应于感情，还适用于生活工作的方方面面，您觉得呢？

潜：是的。

催：如果这些经验可以更好地指导她之后的生活，那么她对于这五段感情经历，是否有着全新的理解呢？

潜：是的。

催：对于她现在的工作，您有什么想要说的？

潜：想做就做，想走就走。

催：她以前是不敢和不甘，现在您明确告诉她"你可以"，所以，关于去和留，她有了更多的主动权，是吗？

潜：是的。

催：她觉得自己一直都不开心，为什么她会不开心？

潜：负担。

催：她负担着什么？

潜：追逐外在的目标。

催：那她的内在的目标是什么？她知道吗？

潜：她不知道。她不知道自由对她来说才是最重要的。她需要被允许做任何她想做的事情。

催：在很多时候，她都会感觉到她不被允许，是吗？

潜：是的。

催：还有什么是她所需要的？

潜：爱和特别。会有很多爱，不要担心没有人爱她、懂她、理解她。她是特别的。

催：在您今天给了讲了这么多的道理之后，她以后会开心起来吗？

潜：还需要一点时间。

催：她相信自己很优秀吗？

潜：嗯。

催：她相信被五个前男友分手之后，她依然很棒吗？

潜：嗯。

催：她从内心真的相信会有一个她很喜欢的男人喜欢她吗？

潜：是的。

催：她特别想实现财务自由，以后她的财务状态会有很大改善吗？

潜：她想要的，都会有的。

催：她为什么会得甲状腺的疾病？

潜：情绪的压抑。

催：她长期在吃药，如何可以让身体尽快地好起来，不再依赖药物？

潜：让情绪来去自由，允许一切事情的发生不在自己的掌控之内。

催：您觉得她可以理解您说的，"让情绪来去自由""允许一切的发生"吗？

潜：嗯。

催：她可以做到不压抑自己的情绪吗？

潜：可以。

催：如果她做到让情绪来去自如，允许一切的发生，多长时间，她的身体就会有好转变化？

潜：很快的。

催：与您这次的交流和对话给她的影响很大吗？

潜：是的。

催：她脸上为什么会很严重地长痘痘？

潜：情绪的出口。

催：她一直在压抑情绪，但情绪总要有出口，所以就会长很多的痘痘？

潜：嗯。

催：她不想吃药了，因为这个药对身体的伤害还是很大的。什么时候才能够不吃药也不会再长这些痘痘呢？

潜：开始新的生活后。

催：什么状态就叫新的生活？是在她明白您说的这些道理，在生活中知行合一之后？

潜：从现在开始。

催：您确定从这次对话之后，她的思想会有很大的转变，她的情绪可以有合理的表达方式，可以允许事情在她的掌控之外？

潜：是的。

催：她可以不用再吃药，就可以不用大面积的长痘痘了吗？

潜：是的。

催：好的，非常感谢您的确定。她觉得自己的口才不够好，我觉得她挺好的，您觉得呢？

潜：挺好的，只是不自信。

催：是的。我感觉到您给她展示的那个滑雪的场景，并告诉她"你可以"，会对她的自信有很大的帮助，您觉得呢？

潜：是的。

催：您还有什么话想要告诉她吗？

潜：允许一切都可以！

催：您觉得她能明白这句话背后所包含的巨量的信息吗？

潜：可以！

催：当她遇到什么人和事物，让她产生情绪的时候，她想起这句话"允许一切""都可以"，她会心平气和下来吗？

潜：时间会教会她的。

催：在您看来，她是一个什么样的女孩？

潜：她的一切都挺好的。

催：现在她相信吗？

潜：会相信的。

催：您还有什么话要对她说吗？

潜：只要她想，她是富足的。

催：具体解释一下。

潜：她会拥有的，她都是富足的，不管是爱、感情、金钱和能力。

催：这是一句有力量的祝福！还有什么话要对我说吗？

潜：……（摇头）

催：好的，那我们今天就到这里吧。谢谢。

催眠师说

这一次催眠结束之后，有两个点给我留下非常深刻的印象。

首先，这不是一副感情牌，而是一部励志剧。生活中，有人从身体的病弱中参悟真理，有人从贫穷的苦难中看透人生，还有人从亲人离散、创业艰难、荣华消散等各个角度得到智慧，只是晚霞的人生剧本是从感情的经历中收获她的人生智慧。如果我们能够跳出感情的迷局，就可以收获更开阔的人生格局。

其次，晚霞人生中遭受到重大的欺骗竟然是爸爸妈妈不从外婆家把她接走！我们无法揣测，在等待爸妈来接的日子里，幼小的心灵里到底经历了怎样的过程？在这些看似稀松平常的事情里，埋藏着孩子多少的期待、失望、愤怒与绝望！

但我想说的，不是希望所有的父母都言而有信，而是想让做父母的都放松下来，有些伤害，不是你的努力就可以避免的。孩子终究会从自己的经历中，获得他们所需要的成长。

未曾谋面的孩子，你还好吗？

引子

　　我喜欢把我在催眠世界中遇见的风景分享给更多的朋友，用文字，用语音，用视频，随心而为，不一而足。我在一场场的催眠中成长，我也希望把一些有共性的内容分享给大家，说不定哪句话，就会温暖谁的世界！这篇文章是由一次网络语音分享《催眠中，妈妈与流产孩子的爱》的讲稿丰富而成。

一 妈妈的痛与泪

很多女人，都有过流产的经历，不论当初是被动的自然流产还是主动的人工流产。当初的疼痛早已远去，就不再说了，但是她们其中的很多人，还一直被曾经流产的经历所困扰。

我想分享一下我作为催眠师所遇到的，在催眠中，妈妈与她流产孩子的对话与和解，一起来体验其中含泪的微笑与永恒的爱意，或许可以安慰那些妈妈们忧郁的心情，帮助她们从痛苦中走出来。

在我的催眠个案中，有很多流产的情况：婚内或婚外怀孕的流产，正常或异常的孩子的流产，孕周小或孕周大时的流产，妈妈已经淡忘的或者一直很纠结很难放下的流产。有时是个案主动说的，有时是我问到这个问题，她们才告诉我的。这是一个隐秘又痛心的话题，我却要专门拿出来先聊一聊，再疗一疗。

这些孩子来到这个世界上，还没有来得及呼吸一下这个世界上的空气，看一眼这个世界上的风景，就结束了生命，结束了旅程。他们没有在这个世界上留下他们任何痕迹，就像他们真的从来没有来过那样，有时候，连妈妈最亲近的人都不知道他们曾经来过，无声无息。

但是，对于孩子的妈妈来说，他们曾经来过，真实地存在过，也再也没有离开过。她们内心深处的思念与不舍，懊悔与自责，从来没有停止过。在宁静的夜晚，或者在黄昏的街角，他们总会想起这些孩子，想知道这些孩子去哪里了，他们过得好吗？

有些妈妈是从流产之后，一直很难过。这些妈妈们总会觉得，无论是什么原因，他们来到这个世界，又匆匆地离开这个世界，都是自己的错。

这种错无法弥补，这种痛无处可以言说。而且，很多时候，都是怕被别人知道，甚至是自己最亲密的人也不想说。

还有一种情况是，妈妈们也曾经少不更事，当时流产之后并没有留下什么内心的遗憾。随着年龄慢慢变大，知道的事情越来越多，忽然有一天，她们听说或是看到一些关于流产的说法，忽然发现自己曾经犯过不可饶恕的错误，甚至用一生的忏悔都无法抵消。于是，她们被吓到了，真的是吓呆了，一下子掉入了痛苦的绝境。

她们或者一直痛苦，或者在痛苦中一直寻求解脱的办法，这是流产的妈妈们的状态。她们中的有一些人就选择了做催眠，来到了我的面前，流着泪给我讲述她们的故事。

绝大多数个案，流产的困惑只是她们来做催眠的原因之一。当然，也真的有个案来到我的面前，就是想知道答案，要不要去做流产。我不会告诉她们答案，我深知，我只是一个催眠师，只负责把她们带到催眠的状态，让她们的高我、潜意识把真相讲给她们听，让她们听到自己内心真实的声音，然后，接下来的路还是需要她们自己去选择，自己去走。

我总有一种内在动力推动着我把她们真实的故事讲给更多的妈妈听，把潜意识智慧的解答讲给更多的妈妈听。这些在催眠中的对话，或许可以让她们放下一些什么，感慨一些什么。

二 三个催眠故事

故事一：想要妈妈抱的孩子

洪妈妈生了女儿之后的第一年意外怀孕。当时家里的经济情况不好，女儿还不满一岁，全靠她一个人照顾，她已经身心俱疲了。她没有多想，就去做了人工流产手术。这件事情结束之后，好像对她的生活没有任何影响，因为那个时候她还很年轻，对这个世界还没有那么多的了解。也因为她一直很忙，只关注眼前的她能看到的事情。

十年之后，她接触了一些人，知道了一些说法，才知道自己当年的无知。她开始有些后悔，或者自责，但是这件事她没有告诉任何人。最近洪妈妈刚搬了新家，有一天，十多岁的女儿问妈妈：她是不是还有一个兄弟？因为最近两天连着梦见一个男孩子，在自己家里。那个男孩儿很高兴，说是非常喜欢刚搬的新家。洪妈妈特别惊讶，因为流产这件事女儿是不知道的，梦的事她又无法解释。这也促使洪妈妈最后下决定来我这里做一次催眠。

在催眠中，妈妈终于见到了自己的孩子。

催：你能看见那个灵魂的样子吗？

妈妈：能。

催：是个男孩还是女孩？

妈妈：男孩。

催：你问他一下，为什么一直没有离开？

妈妈：他说他喜欢这里，喜欢妈妈。（妈妈开始泪如泉涌。）

催：妈妈有什么话要对这个孩子说吗？

妈妈：（大哭）很抱歉，没有把你生下来……

催：孩子有什么话要对妈妈说吗？

孩子：（妈妈直接转换成孩子的口吻）没事，妈妈，我就是因为喜欢你们所以一直没有离开。

催：你一直在哪儿呢？

孩子：我一直在家里呀。

催：那妈妈出门不在家的时候，你会跟妈妈一起去公司，或者去外地出差吗？

孩子：不，我一直在家里等她。

催：有什么要跟妈妈说的吗？

孩子：好想抱抱妈妈！妈妈一直都没有抱过我。

催：现在可以啊！

孩子：我拥抱妈妈了。太温暖了！（妈妈直接泪奔了，大段留白时间，让感情流淌一会儿。）

催：还有其他的要求吗？

孩子：没有其他的要求了。

催：对妈妈有什么想说的吗？有什么希望吗？

孩子：希望妈妈过得好，开开心心的。

催：你能明白妈妈为什么没有把你生下来吗？

孩子：明白。

催：你已经拥抱了妈妈，对妈妈说了想说的话，现在，你会选择离开这个家庭，走自己的路，还是选择继续留下来跟妈妈在一起？

孩子：我想离开了。

催：你知道你要去哪里吗？

孩子：知道。

催：你会再去转世投胎吗？

孩子：我想先去休息一段时间再转世投胎。

妈妈：我看着他离我们越来越远了。离开了，走了！

后来潜意识说：如果妈妈再次想起这个孩子，也会知道他在哪里的。妈妈和孩子对话和拥抱之后，妈妈会从心里放下了。她会更开心，因为她明白这样才是孩子的希望。

故事二：变成天使的孩子

妈妈在怀孕七八个月的时候，因为自己的不小心导致孩子的意外流产。这么多年过去了，妈妈一直处在自责之中，见到一个年龄相仿的孩子总会想，要是那个孩子在，也会长得这么大了。因为她看过一眼流产之后的那个孩子，那个血肉模糊的画面一直一直压在她心头，让她无法忘记。

在催眠中，她看到了自己的孩子，他已经变成一个小天使。

催：你知道妈妈一直在思念你吗？

小天使：知道，所以我会经常回来看她。

催：但是妈妈并不知道你回来过呀！你有什么暗号告诉妈妈你来了吗？

小天使：当她看见羽毛的时候。

082

妈妈忽然泪如雨下。她说，自己有一个小被子，上面有羽毛的图案。不知道为什么，她每次看到这个图案的时候，都有一种特别柔软的感觉，就像是心被轻轻地碰触到了一样。现在才知道，原来那是孩子在告诉她，孩子回来了，就在她的身边，一直都在。

从此之后，妈妈眼前那个血肉模糊的画面被那个长着翅膀的天使画面所取代。那种想起往事的自责也被见到羽毛时的欣喜所取代。

生活就这样跟以前不一样了。

故事三：回到光之中的孩子

这是在婚姻之内的一个女人，却爱上了婚姻之外的一个男人。意外发现有了孩子，又短时间内不可能离婚，没有其他出路，只有选择流产。她告诉自己的先生要去流产的事，并巧妙地模糊了这是谁的孩子。先生陪她去了医院，又请假在家照顾了她一个星期。在这一个星期里，所有的节奏都慢了下来，时间仿佛停止了一般。让她有机会看到了先生对她的细心，对她的呵护，对她的照顾。相比之下，那个男人的懦弱和不担当顿时让她感觉自己一定是脑子进水了才做出了这么糊涂的事情！感情的天平再一次倾向了她的先生。

在催眠中，催眠师与妈妈的潜意识进行沟通。

催：在婚姻和感情的这个关节点上，为什么会有这样的一个灵魂选择成为她的孩子？

潜：这个孩子是一束光，就是为了让妈妈照见自己、回归家庭。这个孩子是来帮助她妈妈的，之前妈妈有点迷路了。

催：那孩子现在呢？

潜：他已经完成任务，回到光之中了。

听到这些话，再想起这个孩子，妈妈放下心中的愧疚，坚定地走在属于自己的情感之路上，对这个孩子只有感恩。

三　好好说再见

其实，所有的伤痛并不都是因为爱而未得，很多的伤感和无法割舍，是因为我们曾经在一起过，散场太过匆忙，却没有好好地说声再见，并不知道你去向哪里。对于曾经在一起的时刻，我们可能会永远地怀念。为了忘却的记念，为了分开以后更好地走自己的路，我们需要有一场仪式，说一声再见。而催眠中的相遇，就是这样一场为了告别的重逢。

或许在催眠之中，你与孩子这样真诚的一次交流，你看见他现在的样子，他听见你发自内心的抱歉，随之产生的可能就是一个醉人的微笑，一个深深的拥抱，让所有的过往，结束在这样一个美好的瞬间。还有什么比曾经我们遇见过更好呢！还有什么比确定知道我们永远会在一起更好呢？再一次相逢，会让我们明白，在这个世界上，没有真正的分离，没有永远的诀别。我们永远永远都在一起。

有的时候，我们不是害怕痛苦，最难过的其实是不知道痛苦的意义。如果我们知道这痛苦的缘由和所经历这一切的意义，那么痛苦的价值就会完成，痛苦的感觉就会减轻，甚至消失。

所以，我们需要知道，如果我们经历了流产，这个孩子要告诉我们，让我们从中学习什么。在我所做过的个案中，所有流产的孩子都不会恨妈妈，所有的只是妈妈自己的内疚和懊悔——自己对自己的不原谅，投影成孩子对妈妈的执着和不放过。

在催眠的过程中，实现了妈妈与孩子的和解，也是他们与自己的和解。因为我们和那个流产的孩子一直会有链接在，这件事，是无法被掩埋的，无法被伪装的，只有正视，只有承认，只有和解，才会让妈妈放下内疚与懊悔，保持在能量层面上与孩子最好的连接。痛定思痛，相互理解，达成和解，在泪与笑的融合中实现妈妈的学习和成长，这才一个完美的结局。

你知道吗？在各种流产事件的过程中，学习和成长的不仅仅是妈妈，还有孩子。其实，妈妈与未曾谋面的孩子关系，与其他已逝的亲人的关系是一样的，只是今生缘浅，没有共同生活在一起一段时间。

孩子也有他独立的灵魂，独立的体验。我们知道有一种可能，是孩子的灵魂只选择了几个月的时间来地球体验生命，这就是孩子的计划。选择不出生，蜻蜓点水般地在世间掠过，也是他们的"预谋"。

所以，选择在没有开始的时候结束，是妈妈和孩子的共同行动。说不定，不是妈妈主动终止了孩子的生命，只是你配合了他原定的计划而已。因为你可能听说过，有多少孩子在几次各种流产的凶象中顽强而坚毅地出生了。一切都是合作，没有人可以单方面地干涉别人的进程。

但是，我想让你记住，如果可以，我们尽量不要轻易地去创造这些伤痛。虽然灵魂不会因为这件事受伤，但妈妈的身体或多或少都会有一定的影响，妈妈的心情也或多或少会有一定的影响。

我们说了这么多，只是想让那些在伤痛中的妈妈们走出来，成长起来，而不是提供一个借口，可以随意去制造新的伤痛。

催眠师说

每一次流产的背后，都有故事，都有心酸，都有伤痛。同时，每一个不同的人生背景下，每一次看似意外的怀孕和流产都有它特定的意义，也一定有每一个妈妈的收获和成长。但是，我看到了很多人经历了这样的体验，却一直困在其中，无法自拔，无暇去反思和发现经历这一切的意义。

在催眠的过程中，催眠师会陪伴着个案正视这件事情，拨开所有的伤痛，放下情绪的困扰，平静地看到这件事对在整场人生大戏中的意义。如果你愿意，我愿意。

家暴的背后

引子

　　这是一个真挚的爱情故事，又是一出虐心的婚姻大戏。在二婚中遭遇出轨和家暴！眼前的爱子还未长大，心底的爱意还未退去，人生的路还很长，未来将会走向哪里？

　　所有赚人眼球的要素都在这个故事中聚齐了，谁都可以站在道德的高地上、女权的幌子下轻易地怒怼家暴，这很简单。但是感情不是一句话就可以拎得清、说得透的。没有人知道在家暴中的女人到底经历了怎样的灰暗与绝望，当然，也没有人会知道家暴中的女人如何面对属于自己的未来。这时，有必要来听听自己内心真实的声音。

一 与个案面对面

现在，小珏只想知道，这段感情究竟何去何从，她真的已经无路可走了。

小珏之前有一段婚姻，还有一个懂事的儿子。她在海边的小城市有几套房子，做着自己的小生意，过着有钱有闲的"小资"生活。

有一天，就像那首歌里唱的一样，"只是因为在人群中多看了你一眼，再也没能忘掉你容颜"。她与现在的先生一见钟情、念念不忘。然后，不顾亲人和朋友的反对，她放弃海边小城经营了八年的店铺，放弃了在这个小城市优越熟识的生活圈子，北上再婚，跟随先生来到她人生地不熟的北京，并迅速生下她的第二个孩子。

如果这是童话，写到公主和王子幸福地生活在一起，写到相亲相爱的两个人排除重重阻力终于走到了一起，就该结束了。但是，这是生活！生活的浪潮永远裹挟着只知今天、不知明天的人们身不由己，滚滚向前，永不停歇。

再婚之后，她很快发现，这个男人对她来说真的很陌生，越来越多的共同生活，却让她发现他越来越多的谎言与背叛。

她发现，在她生日的那天中午，他请她的朋友们一起吃饭为她庆祝生日，晚上却可以飞去另一个城市跟前女友开房过夜。在她生孩子的那几天，他可以一边充满爱意地握着她的手，向她表达心疼和感激，一边却可以在微信上与前女友暧昧缠绵。

这样的事情太多了，她不知道在他每一个爱的瞬间的另一个世界里发生着多么无耻的背叛。她感觉永远也不了解眼前这个男人在说话的时候到底在想着什么，也永远不知道她不在他身边的时候他还做了什么。日复一日，信任消磨，爱情零落。

数不清的争执都以男人的抱头痛哭和跪地发誓来结束。如果这样还不可以结束，那么接下来就是男人的咆哮威胁和拳打脚踢。身心俱疲和伤痕累累的小珏，不知道在这段感情上是去是留。孩子尚在襁褓之中，一颦一笑像极了爸爸。每看一眼孩子，她的心就犹豫了——爱也爱不得了，恨又恨不起来。她挣扎与痛苦，她迷茫与沉沦，甚至想到了自杀和杀人。

她说，来做一次催眠，是她万念俱灰、沉沦窒息之下的最后一根稻草。

在聊天的最后，我忽然感受到周围的气氛变得不一样了，小珏说话的语气和措辞也跟开始的时候不一样了。我顺手打开录音笔，录下她在正式催眠之前的这段独白：

我知道我正在疯狂地向他索取爱，我深深地感觉到我身体上从头发丝到脚后跟的每一个细胞，都渴望得到他的爱。但是，我又深深地压制着自己，包括在他的面前。我希望他不要看出来我这个样子，我真的害怕我这个样子会把他吓走。

我害怕他不能给予我想要的，让他有压力，我害怕让他知道我是多么爱他，我会觉得很丢人，很没有面子。我已经不能自已，我爱得太狼狈了，已经把自己低到了尘埃里。我知道没有人会去爱一个在尘埃里的人。我已经落在了尘埃里，无法自拔。所以我会觉得很羞愧，很没有面子，你懂吗？

其实为了爱一个人而放弃自己原来的家庭，放弃自己的孩子，放弃自己的事业，放弃了自己在原来城市里三十年来所积累的一切，一定会有对我来说比这些更珍贵的东西，更无法割舍的东西。所以我放弃以前的所有，走到他的面前。我知道，一定是这样的，这是我自己的选择。每一个朋友都说，做出这样的选择，对一个女人来说太难了。

他知道我是爱他的，但是我不想让他知道，现在的我爱他已经爱到了疯狂的地步，因为我知道我现在的这个样子，对于促进我们俩之间的关系，是没有任何帮助的。

我想让他看到我是在平淡地爱着他，乐观地爱着他，积极地爱着他，淡定地跟他在一起面对这个事情。我并不想让他知道我那么疯狂地想让他快点回到我的身边，快点完整地把心交在我这里。

我知道，我已经很疯狂了，我不希望他在外面再迟疑一点点，不允许他再晚回来，哪怕是一秒钟。但是我又不想去为难他，我希望他能够从容地从上一段感情中走出来。我愿意在他面前表现我的淡定，我可以等。

谁会知道我的压抑？我一直是在压抑着自己真实的想法、真实的感觉啊！

我知道我现在的疯狂与失衡，我不喜欢我现在的状态，我更不想把我这样的状态展示在他的面前。我知道他喜欢从前那个从容和淡定的我，我只有把当年的我"装"出来给他看。尽管他对我的表现也不满意，但是我已经尽力了，我只能做成这样了。我如果把自己内心最真实的自己表现出来，那会把周围所有的人都吓疯的。

我压抑得太累了，我想把从容大气和淡定自若的自己找回来，我知道我只有来找你了。

二 情景回溯

我感觉小珏已经进入了很好的放松状态，我只是轻轻地一推，她就滑入了催眠状态，开始向我描述她看到的情景。

情景一：

我看到我是一颗种子，低落到尘埃里。我多想遇见一场雨，一场可以滋润我、让我生根发芽的雨。但是，雨会来吗？我已经等了很久了却还不见雨来。现在我真的渴望一场雨，却已经不敢再奢望有一场雨能够滋润就要干瘪的我。我就这样无声地躲在尘埃里，等待命运的安排。或许我再也见不到阳光，见不到蓝天。（那幽怨的表情、哀叹的语气、婉转的声腔，自然流露，浑然天成，根本不像她刚才聊天时的样子。我仿佛也跟随她来到了另外一个时空。）

忽然，我听到了远处溪水的声音。不知道什么原因，溪水溢出了河床，朝我的方向漫延过来。我没有想到，我渴望的水会以这样的方式来到了我的身边。我在疑惑，你来是想做什么呢？我小心地去问溪水：你是否愿意来滋润我？溪水说：我不介意，我有我的方向，你恰好在我的路上。

我发现溪水慢慢地滋润了我周围的土地。直到这时，我才敢把我自己真实的想法说出来：其实，我一直在等水来，我一直渴望，从未停止。现在水来了，我却很害怕，害怕我即使生根发芽也见不到阳光，害怕旁边有什么东西压着我，我必须要弯绕过去才能长大，我还是长不成我原来的样子。

我长大，长大，慢慢地生根发芽。噢，我感觉到我头顶上的蓝天和阳光了！我看到我自己的身体了，我是一棵绿色的小树苗。我的根还很浅，我的根会越长越深吗？我好害怕我的底下不是土地而是岩石！

啊，更可怕的事情出现了，我发现我生长的地方是一个悬崖！！我的根已经裸露在外面了。（明显地感觉到她语气的焦虑、担心。）虽然我从这里长了出来，但是我在这里并不踏实，我想转移到一个安稳的地方去，把根埋得深深的、稳稳的。虽然我有些害怕，但我可以看见远方的蓝天与阳光！（舒了一口气，稍有安慰。）

悬崖的下面是深深的水，我已经掉进了水里，再也出不来。（恐惧）我感觉到了窒息，我越陷越深，周围全是黑暗和沼泽，但我的心依然能够感受到蓝天与阳光就在那里，只不过离我越来越远了。我一直在往下坠，分不清方向，也无法停止。我还有终点吗？我会死在哪里？

……（一段时间的沉默后，恍然大悟）噢，我明白了我为什么会遇见沼泽，因为我是莲藕啊！我落入了水里，陷入了沼泽，但是我是莲藕，我可以在水里长出翠绿的叶子，开出美丽的花。

我陷进去了，我依然在泥里，但我的花很圣洁，与沼泽完全不同。我陷进去了，但是我很滋润，很享受，很踏实。我的叶子与花朵向着阳光，向着天空，但是底下的根在深深的泥土里。根在沼泽里吸取了养分，我的花才能开得更漂亮。

我为什么要把自己当成一棵树呢？如果我是一棵树，那么我在水底真的就会窒息而死，但是我是一支莲藕啊！莲藕就需要水和沼泽啊。我害怕，是因为我没有真正地认识自己。

同样的地方，当我发现自己是莲藕之后，就是很滋润和踏实。我的叶与花在水面享受蓝天和白云，我的根在水下享受着沼泽和淤泥。它们是一体的，没有谁更好谁不好。

花与叶从来不会嫌弃在淤泥里的根，因为它们互相需要。根会感谢花展示出她最想表达的美，花和叶会感谢根给它们提供养分。它们不想分开，也不会分开。莲藕深深地知道，花是不会嫌弃它从淤泥里长出来的。只要根在，花就在。

情景二：

我在芦苇荡里，有种秋风拂面的感觉。我穿着飘逸的衣裙，戴着长长的围巾。我张开双臂，面向天空，深呼吸。一种空无人烟的荒凉感包围着我，我知道我要回家了。

我的家在水边的小木屋里，很温暖。回到家，大儿子在做作业，小儿子在走来走去。保姆在做饭，我男人还在回家的路上。

我们一起吃饭了，他为我夹菜。但他没有脱下外套和皮鞋，好像一直在武装着自己，不肯放松，他说他吃完饭还要去加班。

吃完饭，他躺在沙发上叫我过去。我走了过去，但是没有笑。我知道他一会儿就要走了，我不想让他走，但也没有说出口。我在想是去陪他加班，还是在家照看孩子，最后我还是决定在家里等他回来。

他走出家门，叹了口气，很忧郁的神情。他到公司处理事情，但他很茫然。他处理完公司必须做的事情很快就回家了。

他回到家，看了我一眼，就开始打我。打到了我的脸上了，我的鼻子很疼。他觉得我对他不忠诚，因为他从我的眼睛里看到了另一个男人。他打我，我没有还手，但我很伤心。

他打完之后，才发现那个男人就是他自己。他打我，不是真的要打我，其实是想打我眼睛里的那个男人。他把那个男人从我的眼睛里拽出来，狠狠地打。打完了之后，我不说话，也没有解释。他发现他打的那个男人就是他自己了，他浑身在打哆嗦，他悔恨地抱住了我，他说他误会我了。

我会原谅他的，但是我特别心疼他打的这个男人，还不如打我。但是已经打了，也没有办法。

我让他把这个男人重新放回到我的眼睛里。他要这样做时，才发现这个男人已经被他打得遍体鳞伤、血肉模糊，有些肿了，已经放不回去了，跟原来在我眼睛里的位置不能很好地贴合了。我的眼睛里有个像卡槽一样的地方，以前他卡在里面正好，现在已经放不回去了。

他把这个男人拿出来的一瞬间，我的心就空了，打他的那一刹那，我的心就疼了。他需要时间才能恢复成原来的样子，才能重新放回去。等待的这段时间对我来说非常煎熬，因为我已经习惯他在那里了。

他是被撕出来的，狠狠地撕出来，又被打得面目全非。心空了，因为他被摘走了，心疼了，因为看见他被打成这个样子，无奈啊！彷徨啊！因为我需要等待他恢复之后的重新归位。那个空空的位置一直在等着他，无人可以替代。那个卡槽只有跟他这个模块才能搭在一起，没有其他的任何人，按在这里是正好的。其他人不是大了就是小了，只有他才是最合适的。我不知道被打了以后的他是否还能完好无损地回来，我不知道。我想他会回来的！可能脸上会有永远都在的伤疤证明他曾经被拿走过，但他会回来的，还会继续卡在那里，那脸上的伤只会让我心疼，并不会影响他在那里的位置。

每当看到那个伤疤，我都会心疼那个男人被打，但他会更心疼，因为是他打的呀，而且打的那个男人是他自己。他伤害了我，也伤害了他自己，他比我更心疼。我脸上的伤疤把我的心疼展示出来，他看到了，他会比我两倍地心疼。

我看见他更紧地拥抱了我，带着亏欠，带着爱。他打了我，才发现，我心里的那个男人是他。他觉得自己错了，他误会我了。我在，他也在。他已经发现我心里的那个男人是他了，尽管被拽出来打过，打得鼻青脸肿、血肉模糊，但是恢复之后，放在那里还是那么合适，那么吻合，只是脸上有点伤。

这些伤，不会影响我们的感情，只会让我多一份怜悯，让他多一份心疼。

他真的后悔打过我。他说，因为他一直无法相信自己在我心里的位置，并且，我的心里只有他。

情景三：

这一天，我们不想在家做饭，就一起出来到一个很普通的饭馆吃饭。我忽然发现在我们饭桌底下有一个很饿的乞丐。（语气表明，她很意外。）我对她很陌生，我老公却对她很怜悯，他说，他经常在这里看见这个乞丐。这个乞丐真的很饿，我愿意把我的这碗面给她吃。

看见她吃得那么快，那么香，我都有些怀疑了，这是我刚才吃的那碗面吗？我怎么没有觉得那么好吃呢！我让她慢点吃，她不听。她吃完了面，没有那么饿了，就走开了，站在了离我们远一点的地方。我老公很伤感，很可怜那个乞丐，他想多给她一些吃的。

我们吃完饭离开的时候，她还在那里站着，很感激地看着我们。她的感激让我觉得很有压力。我不愿意接受来自别人的这种我不需要的感情。

感谢也是其中一种，这种感情让我有一种负罪感，我不想要。

但是我老公很理解乞丐的这种感情，与乞丐很有共鸣，只是因为他也曾经像乞丐一样饿过。在他饥饿的时候，他多么希望别人也能给他一碗面。他明白乞丐的那份感激，他一直在回头看，看着乞丐的眼神。那个乞丐也一直在看着他，他们相互体会着一碗面的重要，在自己最饥饿的时候。

而我完全不理解这种感觉，所以我感觉到了压力。

情景四：

我在海底，看见了欢快的海藻和干净的石头，它们是一个整体。海水特别清澈，如果只有海藻或只有石头的话都不和谐。它们在一起很融洽，海藻在漂荡浮动，石头却很安静，它们都在享受着海水的冲刷。我不是它们，我只是在看着它们。

三　与潜意识对话

小珏不再说话，我觉得这些素材已经足够多，可以让潜意识出来解释一下这些情景，并回答小珏的问题了。于是，我呼请与潜意识对话。

催：当她觉得她是一棵小树苗的时候为什么会害怕自己的根扎得不够深？

潜：因为她害怕自己被拔走。在生活中的寓意是害怕被别人替代。

催：为什么让她看见她长在悬崖上，根都裸露在外面？

潜：因为她站的位置不对，没有找到自己合适的位置。

催：对应她当下的生活，有什么启示？

潜：她是家里的女主人，不管她是否相信，她的地位是不可撼动的。这也需要她去努力展示和捍卫自己。当她在女主人的位置上发挥得淋漓尽致，就会让她身边的人找到自己的位置，也会让外面的人望而生畏。

她现在像一个没有根的草，飘在空中一样。家是一部书或者一段话，她却把自己当成了这一段文字里可有可无的逗号，她只是做了一个点缀而已。其实完全不是这样的，她是所有的人都需要或者在期待的一个女主人。孩子、老公及外面所有的人都在怀疑她有没有把自己定义成家里的女主人，如果她认真去演绎这么一个角色，她入戏的话，那么所有的人都会听从她的安排。

催：你说她现在做得还远远不够，只是把自己扮成了一个可有可无的逗号？

潜：是的。她没有存在感，她做得还远远不够。但是这个位置需要她自己站上去，去做到，别人是帮不了她的，别人硬把她拽到这个位置上，如果她自己觉得这个位置不属于她的话，她自己会不踏实，会跑开的。

催：您给她看从悬崖上掉进水里，极度恐惧，是想告诉她什么？

潜：想告诉她任何黑暗的来临都是一个让自己生根的过程。或许你会惧怕但这也是一个必须经历的过程。不经历黑暗，不经历下沉，不经历几乎要窒息的过程，怎么会找到属于自己的合适的位置？！

遇到沼泽的时候，她可能会觉得自己再也出不来了。后来才发现，这里才是最适合她的地方，因为你本身就是一棵莲藕。

催：对应她现在的生活，她在哪个阶段了？

潜：她现在已经掉进了水里，还在挣扎，还没有发现，这才是属于她的最合适的地方。

催：你为什么让她经历这一切之后，才让她发现自己是一棵莲藕呢？

潜：没有什么是那么容易得来的。一个人外表的光鲜和美丽一定不是这个人的所有。她一定有她自己的另外一面。但是，这一面的存在又是一个必然和必须。有时看来是阴暗的一面就是为了支撑起那美好的一面。

催：您是说她只想要外表的光鲜和衣食无忧，也就是这些嫩绿的叶子和纯洁的花朵，不想接受这背后的淤泥？

潜：是的。现在的她还看不到属于她的蓝天和阳光，现在的她完全陷在沼泽里。她还没有意识到，陷在淤泥里才是能够开花的第一步。

催：你一直跟她说，花与叶与根是一体的，是想告诉她什么？

潜：花叶与根必须相互接受，相互依赖，互相给予，互相成就。离开你认为的淤泥，你认为的肮脏的东西，圣洁的花也无法生存。当你掉入沼泽里，不要认为自己没有希望了。

催：这些沼泽和淤泥，对应小珏现实生活中的什么内容？

潜：她老公心里阴暗的一面，不愿意坦白给她看的一面。比如他过去的感情，将要埋葬的感情。她会觉得那些东西就是肮脏的。其实她老公的过去，成就了他的现在，也成就了他们的将来，都是为他们将来的美好在扎根。

催：你是说老公的过去和她现在的光鲜是一体的？

潜：是的，相互滋养的。

催：她想知道自己如何做才能增进他们的感情？

潜：做好自己！她没有迷失自己的方向，只是阶段性的沉沦。她之前一直觉得自己是一棵树，需要阳光、雨露和黑土地，但她现在一下子陷到沼泽和淤泥里，还没有发现自己是一棵莲藕，你说她会不会着急呢！做好自己、接受自己就够了。

催：好的。她在芦苇荡里为什么会有荒凉的感觉？

潜：因为她是一个人，她需要陪伴和理解。

催：她老公为什么在家还一直穿着外套和鞋不脱下来？

潜：因为他觉得自己还有很多事情要做。家对他来说是一个自己创造的、让妻子和孩子享受的地方，他只能做短暂的休息和停留，他有更多的使命。他要捍卫这个家，他想给妻子和孩子更长久的温暖和支持。他觉得自己需要持久的付出。如果自己一直跟妻子和孩子在家里享受温暖，那么这个家就不会长久，他需要的是付出。他每次回到家，看到妻子和孩子都在会感到踏实和温暖。

催：那他为什么离开的时候很忧郁？

潜：因为他看见自己的妻子不开心。他只想看到妻子开心的笑容。

催：为什么他回到公司处理工作的时候感到很茫然？

潜：因为那些对他来说不是最重要的。他觉得一个男人事业是一部分、家庭是一部分，家人过得安心，奋斗才有意义。他妻子不开心，让他觉得他的工作没有足够的价值，他也没有存在感。

催：那他为什么一回到家就开始打他的妻子？

潜：（她老公的潜意识忽然介入，出来说话，可以说是不请自到，急着出来表达自己的态度。）我怀疑我妻子的心里有了别的男人。她为什么不开心啊？她不开心，让我心里特别不踏实。她不开心，让我觉得她的心不属于我。如果你爱我，你在我的家里，与我在一起，就应该是开心的啊！所以我要打她。

催：她老公打的那个男人就是他自己，这是想告诉她什么？

潜：（还是她老公的语气）她的不开心还是因为我，我们之间的感情并没有什么矛盾，只是因为相互的不信任，最根本的原因是太在乎对方是不是在乎自己了。

催：复原之后放回去还是那么的合适。这个过程是想告诉她什么？

潜：不要放弃她眼里的那个男人，他还会回来的。回来以后，他的身上还会有伤痕，你要去抚慰他。因为他最需要你，你最适合他。他会把自己安置在你这里。不是任何其他的女人，只有你最适合他。

催：她会明白这些吗？

潜：明白，但是拿走的过程，让她很心疼。也只有曾经拿走过，才知道他一直在自己的心里。也只有拿走过，心疼了，心空了，才知道彼此是多么地在乎。也只有拿走过，再放回来，还是那么合适，才会知道坚持的意义。

催：另一个好处呢？

潜：打过之后，复原了，再放进去，会更牢固，不再会怀疑了。

催：让她看到一个乞丐是想告诉她什么？

潜：并不是所有的人都会像你一样可以坐在桌子上吃这碗面条的，有很多的人没有这个机会，也没有这个资格。

催：坐在桌子上吃面的资格代表着什么？

潜：成为她老公的老婆。你可能觉得面条没有什么味道，但是在她老公看来，只有她才会成为他的老婆，只有她配得上。

催：为什么乞丐觉得这碗面很香？

潜：可能你觉得淡而无味的东西在别人看来连品尝一下味道的机会都没有，只是用来充饥的食物。这不是一个层次的问题。

催：这个乞丐代表着什么？

潜：其他想成为这个家庭女主人的人。

催：为什么这个乞丐很感激地看着她的时候，她会感觉到有压力？

潜：首先，对她来说这是举手之劳，做完了就放下了。正好你需要而我有，给你就行了。她不是因为想要感激才这样做的。最重要的是，她无法体会到一个乞丐是多么地需要一碗面。如果她体会到的话，就会理解乞丐为什么会感激她，但是她体会不到，因为她没有过饥饿的感觉。

催：所以，她也没有感激过自己拥有吃一碗面的资格？

潜：是的，从来没有感激过。她没有感觉到她老公愿意跟她结婚，娶她做老婆是对她的认可。结婚是一个男人对一个女人最高的认可。

催：为什么她老公一直回头看着乞丐？

潜：她老公理解别的女人没有跟他最终结婚在一起生活的酸楚，那个女人也理解他、见过他没有面吃时饥饿不堪的狼狈相，他们共同经历过没有面吃的日子，所以他们很有共鸣。但是她的老公已经过了那个艰苦的阶段，事业也一直在往前走。但他也免不了会回头看看那个乞丐。他更懂得乞丐眼神里的感激，那种懂得，他的妻子是永远不懂的。在他的妻子不懂他的时候，那个乞丐会懂他。

催：那未来呢？她天老公会继续需要这个乞丐的理解吗？

潜：（不是潜意识的口气，而是个案的口气）我看到一个画面，我们吃完饭之后，一起离开了饭馆，脚步很和谐，越走越远。我老公也不再回头看那个乞丐了。

催：感谢潜意识传递的这个画面，我想她已经知道答案了。那么，您给她看海底的画面是想告诉她什么？

潜：不是所有的水都是肮脏的，在深深的海底也可以是清澈干净的，只要你愿意看到。你想面对什么样的水呢？她以前想起她老公曾经的感情，总觉得是肮脏浑浊的，像淤泥一样。其实，在海底也有欢快的海藻、干净的石头，就看你怎么样去看待，他们的感情也是值得尊重的。

催：她能明白您说的这句话吗，"他们的感情也是值得尊重的"？

潜：她能明白，但是让她做到需要一个过程。

催：好的。她还有一些其他的问题希望得到您的帮助。她的右脚上有个地方不舒服，为什么会出现这个问题呢？

潜：第一个原因是她穿鞋的时候首先看中的是好看，而不是舒服，她首先考虑的是外在的评价，而不是内心的感受。还有第二个原因，她需要肯定自己所走的路。在这个世界上，不存在所谓正确的选择，只不过是需要用自己的努力，让自己之前的选择变得正确。选择的正确与否完全取决于你之后怎样的努力和坚持。

催：这个道理同样也适应于她选择的第二段婚姻？

潜：是的。

催：她右侧的头皮有些发麻，为什么？

潜：她需要自省。好好地控制自己内心多余的欲望，比如说过分喝酒。她以后不会再喝多，会活得更加自省和节制。

催：她说她不喜欢北京，没法在北京踏实地生活，为什么？

潜：不是不喜欢北京，因为惦记在老家的大儿子（与前夫的孩子）。

催：您为什么刚才让她看到她和两个孩子在一起生活的场景？

潜：这是她想要的踏实的生活。她渴望与两个孩子在一起，这样才会踏实。

催：她会把大儿子接来跟他们一起生活吗？

潜：需要时间。先把她这个新的家庭维护好，建立起充分的信任，再考虑把她大儿子接过来。

催：她总觉得她老公不喜欢孩子，他爱孩子吗？

潜：爱呀！一个男人爱孩子的表达方式不一样。他的内心非常爱这个孩子。但是他的精力不够，表达方式也不一样，还有就是爸爸觉得孩子还小，还没有等到自己可以发挥作用的时候。

催：她最近起床困难，为什么？

潜：她在跟自己做斗争。她认为自己很懒，又懒得没有那么理所当然。她想改变。她会变好的，做成最好的自己。

催：她一直在怀疑老公是否真正爱她，您说呢？

潜：她不应该去质疑。

催：她一直有一个问题，她老公也会爱别人吗？

潜：没有人规定过现在爱一个人，以后就不可以爱别人。但是，以后会是什么样子要取决于她自己的经营。

催：她想知道，除了她知道的这个前任女友外，老公还有其他的女人吗？

潜：没有深层次感情纠葛的人存在。但是没有人可以要求对方活在自己的显微镜下，对得起自己的良心就可以。

催：她想知道，老公是爱她还是因为爱这个家和儿子才跟她在一起的。

潜：首先是因为爱她才有了这个家，才有了儿子，而不是反过来。

催：她不应该再去怀疑自己的地位？

潜：是的，她会认识到自己的地位和价值，会越来越深刻。

催：小珏觉得她已经不能完全信任她老公了，因为之前太多的欺骗和谎言。

潜：重新相信他吧，他所有的承诺都会兑现的。一切的承诺都会兑现，只要爱是真的，他就没有骗你的理由。（往往到了关键的节点，潜意识就会换成第二人称直接与个案对话。）

催：我觉得这一点您需要好好跟她说说！

潜：她老公是真的爱她的，深深地爱，放心地把自己交托给他吧。你要求你的男人把自己交给你的同时，你也要问自己，你有没有把自己交给她。你愿意把自己交给他的前提是信任，相信他对你的爱。你想让他回来的第一步，是你相信你们的感情。（严肃认真，但也是苦心婆心地说。）

催：她这一生主要体验和学习的是什么？

潜：需要学会脚踏实地地做人，学会不去依附别人，学会平等地去爱一个人，不要在爱中迷失自我。不要因为失去一个人或失去一个人的感情，把自己也丢了，这就是爱的不平等。哪怕是失去了这个人，也要认可自己的这段感情，爱过，尽管感情已经结束了，自己还是完整的，还有勇气去爱下一个人，开始下一段感情，就是要有这样的魄力。这就是一种脚踏实地地做人。不是因为一个人去捍卫自己内心的那种踏实。首先自己要让自己踏实，这种力量无法外求，也只有自己可以让自己坚定，也只有自己坚定了，外来的任何力量才不会撼动你。

催：非常好，当小珏以后再想起您说的这些话，或者是重新听录音的时候，她内心的力量会不断增长吗？

潜：会的。

催：她有时会想到自杀或者是自残，这是为什么？

潜：这是因为她活得还没有那么脚踏实地，她活得还有些飘。如果她能够脚踏实地地去生活，去平等地爱一个人，就不会有这些想法了。每一个灵魂都是高贵的，她不知道自己会活得有多精彩。当然，现在的她活得已经很精彩了。

催：是的，很精彩，您可以提醒她一下，让她知道。

潜：她拥有吃一碗面的资格以及更多。她拥有一切她需要的东西，或者说她需要的她都拥有。

催：她需要珍惜这一切！

潜：不，她需要看到。她无视了这一切，又怎么能珍惜。

催：小珏一直想明白她老公心里是怎么想的，能让她知道他最真实的想法吗？

潜：好的。（她老公的潜意识出来说话）我一直都很认可她，虽然她不完美，但她是最适合我的。我一直都爱她，从来没有离开过她。

催：她觉得你做过的一些事情让她很受伤，你能跟她解释一下吗？

潜：那些是我自己的一些需要，跟与她的感情无关。我一直在尽心保护她，不想伤害她。

催：这就是你不断说谎的原因吗？

潜：我不想让她知道一些事情。我一直想变成一个完整的我，她需要的一个我，完美地展现在她的面前，在这个过程中我需要做一些事情，才会让我自己变得完整。我也想让自己变得强大起来。这只是一个过程。

催：她需要等多久，你才会完整地出现在她的面前？

潜：在她完全地相信我，张开她的怀抱，欢迎我回来的第一时间。我一直都在她的不远处。她其实很懂我，她曾经说过，我在她面前的每一滴眼泪，她都可以从中看见我内心的整个海洋。

催：那她为什么还会怀疑你呢？

潜：因为她太在乎我了。

催：在最后，她看见你们俩一起越走越远，离那个乞丐越来越远，这是你们可见的未来吗？

潜：是的。但是，那个乞丐对于一碗面的理解，也会一直在我的内心深处。对一碗面的那种渴求，她不会懂，我希望她也永远不要懂。因为那种感受是艰苦的，我不希望她体会艰苦。有时一些事情我不介意跟她说，但是，我说的和她听到的是不一样的。我不想给她体验艰难的机会。她无法理解我对她的感情有多深，我对她的感情，一定会比她对我的感情还要深。

催：你还有什么话要对她说吗？

潜：我希望她和孩子陪在我的身边。这样，我的人生就成功了一大半。如果她不在了，所有的奋斗还有什么意义呢？我就不是一个成功的男人了！希望彼此永远都不要放弃。我有我的苦衷。我会自己去消化它，请她给我时间，请她一定要相信我！

（她先生的潜意识离开后，小珏忽然开始深呼吸，一次又一次，大口、深长地呼吸。）

催：您能告诉我，您在做什么吗？

潜：我在帮她补充能量，她亏欠得太多了。她需要从内在生长出力量……

催：（等了一段时间）现在感觉怎么样了？

潜：好多了，以后有机会继续补吧！

催：能帮忙看一下她先生的人生使命吗？

潜：他的人生使命是用自己的经历去唤醒同类的人，就是我执的、傲慢的、陷在自己的框架里把世界都搞颠倒了还自以为是的那些人。

催：可以给他一些建议吗？

潜：不要刻意去做些什么事情，而要让自己自在一点、绽放一些，不要夸张，也不要压抑，让自己的生命绽放出原来的样子，活出自己本有的能量，是什么样就是什么样，这样他会很轻松，自然就会释放出轻松的能量给周围人。不是勉强自己去做些什么让别人轻松。

催：好，最后您还有什么话要对她说？

潜：活在当下，不再彷徨，站稳脚跟，张开怀抱，去相信！

催：在催眠之后，她会有什么明显的变化吗？

潜：她会变得安静、淡定。

催：她想知道她的前夫来到她生命中的意义？

潜：让她成长。通过她的前夫让她知道，自己想过的是什么样的日子，想要的是什么样的人生。他的使命已经完成，他们已经没有太多的纠葛了。他们的缘分就这么多了。

催：那么 D 出现在她的生命中，是想给她什么启示呢？

潜：D 的身上有很多她不具备的优点，比如说敢于表达自己，敢于要求别人，敢做敢当。D 的出现是为了耳濡目染地鞭策和成就她。她需要感激 D 的出现。

催：朋友 Y 在她的生命中扮演着什么样的角色呢？

潜：她像她的小妈妈。Y 会心疼她，像母亲对孩子的那种不放心的关怀。

Y一直希望她过得好！

催：非常感谢您的到来，给小珏提供的帮助。我知道您一直都在。除了催眠链接到您，还有什么方法可以请您来到工作室帮助我们？

潜：在我能感受到你诚心需要我的时候。当你被我喜欢，我被你吸引的时候，我就会来到这里帮助你！最关键的是诚心。诚心了，你就会被我喜欢，我就会被你吸引而来。这诚心，包括自我肯定，乐善好施的心、从内心深处真正地去帮助别人。就好比说以做慈善为目的的商业活动和以赢利为目的的慈善活动，是两个完全不同的概念。"发心"很重要。

催：提到乐施，有人会质问，既然催眠要帮助别人，为什么要收费，而且还不能打折？这个问题，您怎么看？

潜：收费没有多和少，只要你的内心是踏实的，你觉得值得就够了。因为如果你觉得值，就意味着你有足够多的付出。善待每个来到你身边的人吧，他们都不会无缘无故地来找你的。

催：非常感谢您的到来。

四 余韵尾声

大半天的陪伴，三个小时的催眠之后，一切都发生了变化：小珏的眼神变得坚定，笑容也灿烂了起来。

大约一个星期后，我看见小珏的朋友圈里破天荒第一次地晒了她和先生的合影。她说，不仅她的身体和心情都变好了，连她先生也说催眠之后她有明显的改变，她先生主动跟她说要请我吃饭！

一个月之后，我们俩坐在西单君太百货下的哈根达斯店里吃冷饮。她笑着对我说："人生真是不可思议。一个月前自己怎么会活成那个样子！我真的特别理解自杀的人是什么感受。我感觉自己那时在自杀的边缘行尸走肉般地晃荡了好久。现在，看着窗外的太阳，觉得人生真美好！怎么舍得去死呢！？"

最近，她又生下了她生命中的第三个孩子。她先生说："已经有一个孩子跟爸爸姓了，老二就随妈妈姓吧。"她正在想给孩子取个什么名字呢！

她说，她愿意与身边的人分享她催眠的过程，她愿意让更多的人知道自己的经历，知道自己的转变，从自己的故事中学习和成长。她自己也经常听自己的催眠录音，觉得自己的潜意识真的是太智慧了！

催眠师说

第一个场景中，小珏发现自己不是树是莲藕的过程，主要展示了小珏自我重新认知和自我再次认可的过程。第二个场景中，潜意识集中展示了家庭暴力的真相。所有的行动，不是在表达爱，就是在呼唤爱。一切都是因为爱。第三个场景中，让小珏学会尊重她先生与前任女友剪不断、理还乱的关系，正视他们，认可他们，才能化解和超越。这三个步骤是有序进行的。第一步一定要重新认知自己，这是一切改变的前提。很多人匆忙离婚，匆忙再婚，还是不幸福的原因，不是没有找到对的人，很有可能是没有认清自己。所以，会把这一段感情的模式带到第二段，甚至之后的各段感情中。自己不活明白，婚姻怎么会幸福呢？

青春之殇

引子

    五月，街上的花篱笆美极了，这是我最喜欢的季节，因为每一朵花都平凡而美丽地绽放，才能处处感受到春天的气息。或许，我分不清它们是蔷薇，是玫瑰，还是月季，那又有什么关系呢，我能感受到每一朵花怒放背后自信的力量。

一　与个案面对面

在百花怒放的时节，我收到一位女孩的消息。

她说："静姐，我想找你做催眠，我想你能帮助到我。我从大学毕业以来活得都不是我想要的状态，我也很讨厌现在的自己。我活得很虚伪，有点懒惰，没有自信，没有耐力，焦头烂额。我知道是我内心缺少正能量，我以前不是这个样子的。我最近身体不好，更让我每天筋疲力尽。我有很严重的拖延症，但我知道，找你催眠这事不能再拖延了。我想用催眠激发那个充满正能量的自己，激发最真实的自己。"

她说："我再有三天就要离开北京回老家了，我不想在北京待着了，我太累了。老家有人给我介绍了对象，感觉还不讨厌，我打算回去结婚了。我想在离开北京之前一定要见到你，我想在我结婚之前，结束我现在的状态。"

从这样的留言中，我看到一个女孩的真诚以及想要改变的愿望。但是，最近几天，我的预约都是满满的，没有空闲的时候。但我觉得如果让这个女孩就这样离开北京，我心里会有一丝的遗憾。但我更相信，一切都是最好的安排。

第二天，一个预约好的个案申请延后时间了。很快，我见到了这个女孩。她说她叫香苗，她知道自己问题的原因在哪里，但是，她一直走不出来，无力改变。她开始浸入到回忆中讲她的故事，眼睛始终没有看着我。

她说，高中之前，自己是一个快乐自信的孩子，上高中开始住宿之后，一切都变了。宿舍里有三个县城里有钱人家的孩子，她们讲究吃穿玩乐，渐渐与其他普通农家的孩子产生了隔膜。一天，这三个舍友中午不睡觉，在宿舍用小录音机放歌跳舞，其他舍友气愤不过，拉她一起去告了老师。她说，她只是跟着舍友去老师那走了一趟，等后来，有钱的三个舍友却开始了对她一个人的报复。

所谓的报复，现在看起来也满是孩子气的行为。

如果第二天轮到她打扫宿舍卫生，那几个舍友一定会在第一天晚上嗑一地的瓜子皮。在课间，几个舍友经过她身边的时候，一定会用眼睛剜她一眼！在课上，她回答问题的时候，她们几个一定会在下面怪声怪气地分散她的注意力或者嘲笑她答得不好。在食堂里也不会放过她，排队的时候会故意去挤她，挤了人还会盛气凌人地怒目而视。

虽说没有什么大事，但这些如苍蝇、鸡毛一样琐碎的事，如影随形让她忍无可忍。她上课不能专心听课，学习成绩直线下降，身体也开始出现各种问题不能上学，打针，输液，不停地请假、请假，直到跟不上节奏而休学半年，然后又留了一级。

留级之后，她开始拼命地花钱买衣服，把自己假扮得比一般同学更有钱的样子。从那时起，她开始把人分成有钱人和没钱人，鄙视有钱人，却又努力地讨好有钱人。从那时起，不管做什么事情，她格外关注别人对她的评价，而不再表达自己内心的声音。从那时起，她开始扭扭捏捏，唯唯诺诺，不再阳光自信、磊磊落落。

当年，她以优异的成绩考入了高中，四年之后，高中毕业，她只考了一个三流之外不入流的大学。大学毕业之后，她的工作换了一份又一份，与老板、同事的关系总是怪怪的，始终找不到自己的路在何方。但是，她一直清楚地知道，这不是她真正的自己。

十年来，她压抑了太多对那三个舍友的愤怒，她觉得，都是那三个人让自己变成今天这个样子。如果人生没有与她们的相遇，自己的青春、自己的人生该是多么的美好！！！

催眠的过程，是激烈地表达愤怒、漫长地看清事实、艰难地找回自己的过程。

二　与潜意识对话

催：她想知道她为什么一直活得这么扭扭捏捏。

潜：因为她不够真诚，没有活在自己的当下，做什么事都在顺着别人的意思。做什么事都在想，别人希望她怎么做。

催：她为什么讨厌有钱人？

潜：她觉得有钱人事多，颐指气使的。这是高中舍友给她留下的根深蒂固的印象。

催：真正的有钱人是什么样的？

潜：态度谦和，为人平和。是时候可以转变她对有钱人以及钱的态度了。

催：她以前每两周一定要买新衣服，为什么？

潜：虚荣心太重，希望做她有钱的舍友那样的人。其实她是想做个有钱人，不被别人欺负，自己可以掌控局面。

催：现在看来，这样做有必要吗？

潜：不需要。

催：如何才能自信地掌控局面、掌控自己？

潜：淡泊明志，宁静致远。

催：我想请潜意识让她在此刻体验到深深的宁静的力量。

潜：……（可以看到个案的呼吸特别平稳，表情特别安静。）可以了，她知道了。

催：她说自己有严重的拖延症，为什么？

潜：因为她没有目标，她不知道怎么做才是对的。或者说她成功的欲望不强烈，她不想成为她印象中"成功人""有钱人"的样子。

催：为什么她说话的声音特别尖，语速特别急促？

潜：这个跟童年时的记忆有关，作为一个女孩子，总是希望得到关注，她会很着急去表达自己，去证明我才是对的，看到我！！她太想去一下子说完，表达自己，她必须缩短呼吸，以很快的速度表达出来。

催：怎么才能改变，稳下来，慢下来？

潜：是这样的，最核心的问题，是让自己安定下来，一个是安，一个是定，一个是静，一定要静下来。所以，你需要做的是"慢"。自己的内心强大了，就不需要抢着说话了；自己的能力强大了，别人自然会看到你、重视你。越来越安定的时候，呼吸自然会变慢，声音自然就会变低沉，说话自然会变慢。

催：她为什么会痛经？

潜：心理因素比较大。痛经，可以理所当然地请假，可以不上学，可以不工作，摆脱她不喜欢的生活。她以后不会再以这种方式逃避自己了。（写到这里，催眠师觉得"痛经"对女人来说，真的是一个神奇的情绪出口。我想起另一个关于痛经的案例。一个女孩在恋爱中被劈腿，晴天霹雳，痛不欲生。知道这个消息的时候，她正在例假期间。从此她开始了痛经的血泪史。五年后，她忽然明白，第一次痛经的时候，正在经历那件在当时看来如世界末日般的感情重创，而五年来，痛经的感觉与那天的感觉完全一致。当她想起这件事情后，她痛经的感觉就消失了。原来让她痛的不是月经，只是那段戛然而止的感情。）

催：请潜意识给她看到一个自信的她，阳光的她，正直的她！

潜：……看到了。

催：告诉我你现在的感觉。

潜：特别好！（个案在说出这三个字的时候，脸上放着光。）

催：好的，我现在会让这种感觉，一直停留在你的身体上，你的情绪上、你的意识里……记住这种感觉，你会在生活中找到这种感觉。

潜：她能感受到她以后的生活中都是这种"特别好"的状态，由原来的懦弱、不敢表达，变成有自信、有力量的感觉，一个真正的我的样子！

三 余韵尾声

催眠之后，香苗终于明白，造成后来自己的心情不好、学习不好、身体不好等一系列结果的，不仅仅与舍友的行为有关，也有很多是自己做得不妥当的地方，自己也有责任！在催眠中，她原谅了她的舍友，也原谅了那个涉世未深的自己。

她知道，是自己一直把自己困在了原地，困在了那不堪回首的青春往事里。她以后再也不会在意别人的眼神了，她只需要专注地表达自己，做自己。在催眠的最后，潜意识展示了一个场景，在公司的大会上，她站在讲台上自信地做主题报告，那一刻的她，是她久违了的真实的自己……

催眠结束之后，她笑容满面，双目有神，侃侃而谈。她说，她有一种解脱的感觉。

当天晚上，她在朋友圈里发了一张美美的自拍，文字分享说："催眠疗愈，什么事情到这一刻都已经戛然而止了。阳光无限美好，活出自己，释然，放下。"

后来，她给我留言说，她有一种卸掉盔甲的感觉，已开启人生的新一段旅程。

后来的后来，她给我留言说："之前想逃回老家，随便找个人结婚算了，和谁过都一样。现在，我有自己的想法了。我的状态很好，特别好！"

如今，她已经重新回到了北京，在北京与心爱的人结婚生子，工作也做得津津有味。

此刻，唯有感恩与祝福！

催眠师说

不成熟的人总在抱怨别人耽误了自己的人生。

抱怨是不会解决问题的，只会在问题的困境中越陷越深。

爬出困境的第一步是心向内，审视一下自己需要负什么责任。

莫名的恐惧

引子

生活中，很多的情绪，我们自己是知道原因的，即使我们不说出那个真正的原因，随便找个方便的出口发泄一下情绪。但是，更多的时候，我们用尽头脑也搞不明白自己的那些情绪从何而来，因何而起。很可能，它们的起点就不在我们这个时空。

一 与个案面对面

　　茉莉站在我的面前，身材娇小，面庞清秀，有着南方女子特有的柔美，举止中透露着一份温雅、一份从容。与她交谈，很容易发现她眼神的坚毅与胸襟的开阔。我都有些疑惑，她会遇到什么问题呢？她说，自己的先生年轻有为，先从政，后经商，生意做得风生水起。但她却越来越感受到自己的不快乐，内心有挥之不去的忧伤，甚至恐惧。特别是先生的事业越做越大，这种恐惧也随之越来越强。她说，她真的从来没有担心很多女人都在担心的"色衰爱弛"，那么，她到底在担心什么？

二 情景回溯

　　关于这个问题，她不知道答案，我也不知道。我们只能用催眠的办法进入那个未知的世界，去探索，去发现。

情景一：
　　这是一个美丽的地方，这里有清澈、湛蓝的海水，有很细腻很广袤的沙滩，有来自世界各地的游客，有各种的美食和节目表演。我坐在沙滩上的一把躺椅上，喝着果汁，看着来来往往的人，很惬意。许多年轻的情侣在那里谈恋爱，有父母带着小孩，还有老人，大家都沐浴在阳光下。那边有人穿着比基尼下水游泳，还有许多的美女，大家都很高兴。

　　我能闻到空气中海水的味道，带一点点咸，但很清新。我听到耳边海浪的声音，孩子的欢笑声，还有叫卖美食的声音。我想一直待在这里，永远都不要离开。我的脚踩在细腻的沙子里，此时阳光照在我的身上，我的身体看起来是晶莹剔透的，我的皮肤很好，很漂亮。

我想起来，我回去还有事情要做，我想写一篇文章，但我现在还真的不想离开。我知道了，这里是希腊，我一直想环游世界，起点就是在希腊，这里就是历史书上说的克里特岛，因为克里特文明是整个西方文明史的起点，我希望从西方文明的起点，沿着历史发展的方向一直走下去，这里太美了。

情景二：

在一处花园别墅里，我站在别墅的门口，外面是精心修剪的草坪和花圃，放着喝下午茶的餐桌，桌上有咖啡和小点心。我站在餐桌的边上，光着脚，穿着白色的、贴身的公主裙。我带了一串绿松石的项链，手上有一串鲜花做的手链，黑色的头发上戴着一个发夹，我很年轻。

别墅的男主人知道我今天要回来了，吩咐仆人为我准备下午茶和晚餐。我还没看见男主人，我现在准备走进别墅，我们的这座建筑是欧式的白色建筑，有点像巴洛克式的风格。我走进去，看见有很多人在忙碌，有很多是我很熟悉的人。我感觉到我是生活在文艺复兴时期。

我上楼了，在最高一层的楼梯口，我发现男主人正背对着我。现在他转过身来了。我看见他穿着一件黑色的燕尾服，下面是靴子，他的头发也是精心修剪过的。他看见了我，过来给了我一个大大的拥抱。他说："亲爱的，我知道你今天要回来，我已经做了很多天的准备了。"我问："你怎么知道我今天会回来？"他说："我们心有灵犀吧！我们去楼下喝点咖啡，好好聊聊，等他们准备好了，我们就共进晚餐吧！"他拿了一双很柔软的拖鞋给我穿上，我感到很温暖。

我们再一次来到了下午茶的餐桌旁，只有我们两个在一起。他问："你去了那么多的地方，还会怀念这个家吗？"我说："当然啦！那些地方都是风景，这里是我的家。"

他问："跟我讲下你看过什么样的风景吧？"我说："我看见了太多的风景，用语言无法表达，我只能找时间用文字写下来。我今天最惊讶的是，你为什么会知道我今天回来呢！为什么会在家等我呢！"

他说："我都那么长时间没有见过你了，怎么不能在家里等你呢！"我问："你不用去打猎吗？你不用向国王汇报工作吗？"他说："今天你就是我的国王。"

我们周围有很多的卫士，还有来来往往的仆人，他们每个人都面带微笑，遇见我都会说："欢迎太太回家！"原来我是这里的太太，我这么年轻就是太太了！我的先生跟我说："我们一起来跳个舞吧，我们好久没有跳舞了，你看，我今天把你最喜欢的小提琴家都请来了。"

他说我最喜欢的那个小提琴家叫弗兰朵。我看见那个小提琴家了，他已经拿着小提琴开始演奏了，我们俩开始跳舞了。周围的人都看着我们，很高兴。

跳完舞，我跟大家说："这样吧，我先上楼洗个澡，然后再下来跟大家一起吃晚饭。"我上楼去了。我们家有一个很大的浴池，里面的水是温泉。我让我的仆人准备了花瓣浴。我现在泡在玫瑰花瓣丛中。我在泡澡的过程中想：以前怎么没觉得我们家的浴池有这么好呢？以前怎么就没觉得有这么舒服呢？以前他也没有这么体贴呀！

我洗完澡，在想给自己换一套什么衣服。我选了一件香槟色的小礼服，我把自己的头发扎了一个很漂亮的发型，戴上了珍珠项链。当我再次下楼的时候，他们都对我报以热烈的掌声，他们都笑着说："太太，你太漂亮了！"我跟他们说："大家一起来共进晚餐吧，这么美好的夜晚是属于我们每个人的。"他们说："不了，太太，我们不能打扰你和先生相处的时光。"我说："没关系，我看到你们大家都很快乐才是真正的快乐，我希望和你们分享。"

于是我们把烛光晚餐的桌子换成了很长的宴会桌，我们全都坐下来，桌上有丰盛的菜肴，还有葡萄酒，还有香槟，我们像在庆祝一个盛大的节日那么开心。

我问他们："我不在的这段时间，先生在家做什么？"他们说："先生就是一直在家看书、看书、看书。除了偶尔出去打打猎、向国王汇报工作，就是一直在家看书、看书。"我就说："那正好，我就是回来想要写书的，等我写出来，你就看我写的书吧！"

（时间转换到另一天）我在家等我的丈夫，他已经好几天没有回来了，但我不知道他去哪里了。也没有人过来给我送信，我又不能去找他，因为孩子还小，还不会走路呢！他是个骑士，会不会去打仗了？我很担心他的安危。

有一个邮差来了，他送了一封信给我，是我丈夫写来的。信上说，他出发去打仗了，因为是临时征集的，没来得及跟我告别。他希望我不要担心他的安全，让我照顾好自己和孩子。可是我怎么能不担心呢，打仗是很危险的事情。我看着床上的孩子，把他抱起来，紧紧地抱在怀里。我跟他说："我们一起为爸爸祈祷吧！"

（时间转换到另一天）现在完全不是刚才的那个场景，没有别墅，没有花园，我们住在一个很简陋的小房子里。我丈夫因为政见的不同，冒犯了国王。所以国王把赐给我们的别墅收回去了，把我们家的珠宝首饰全都抢走了，把仆人也驱散了，这是对我们的惩罚。我们就只能换到一个简陋的小房子里了。从此之后，我的丈夫一直很抑郁，这一次我的丈夫出兵打仗，也是想将功赎罪，他想在战场上多有斩获，再次获得国王的青睐。

（时间转换到另一天）我现在在一个依山傍水的地方，住在自己搭建的小阁楼里。我看着周围的山水，在发呆。我丈夫从屋子里走出来，这个时候我们俩的年龄都很大了。

他问："这样的生活你觉得委屈吗？"我摇摇头，转过身去望着他说："这才是我想要的真正的自由！我们再也不用看国王的脸色，我们再也不用揣度国王的心思，我们想干什么就干什么，我们所享受的全不是来自国王的恩赐，而是我们劳动所得，是我们自己应得的。我们在这里呼吸着清新的空气，看着优美的风景，不比在国王面前低声下气要好得多吗？"

他笑笑说："只有你这样的妻子才会这样想的。"当时，法国的资产阶级革命爆发了，国王已经被推翻了，我们可以靠自己的努力去生活啦！

（生命的最后一天）我在一个非常美的养老院。这里绿草茵茵，风景宜人，我坐在草坪上的长椅上晒太阳，我的老伴儿已经不在了。我现在回想跟他一起度过的一生的时光，觉得很满足。（语气缓慢）我现在完全没有力气自己站起来了，但我还是觉得很舒服。

周围有服务员问我说："奶奶，你想喝点什么吗？"我说："我什么都不喝，就让我在这晒太阳吧！"

这个时候，我从远远的大门的方向，看见我的儿子、儿媳妇一起来看我，我的孙子朝我的方向跑过来。他们提着大包小包的东西，来看望我来了。我说："你们别拿那么多东西，我又吃不了。"儿子说："没关系，你吃不了就分给其他的人吃。只要你高兴就好！"

我说："你们一定要好好地生活，要开心地生活。记得在你爸忌辰日去看他。"孙子说："奶奶，我给你表演个节目吧！"于是他就给我表演起了翻跟头。我非常开心地哈哈大笑。我忽然觉得没有力气了，我想睡觉了，我就这样睡过去了。

当我睡过去的时候，我从另外一个世界醒来了，我可以更清楚地看到刚刚经历的这一生。我这一生都在寻求心灵的自由，这是我的课题。在人生的最后，我终于找到了。

回顾这一生，最值得我学习和体验的就是自由！心灵的自由，不要为条条框框束缚，不要被固有的偏见、成见所束缚。这一生的男主人，就是我现在的丈夫，我生命中最后一天看到的孙子就是我现在的儿子。

情景三：

我在春秋战国时期，我是一个男人，是一个侠士，穿着粗布的衣服，拿着剑，我在浪迹天涯，因为我要去找一个英明的君主，去为他出谋划策。我该去哪个国家呢？现在楚国是不能去的，君主昏聩，是不可靠的。要不就去秦国吧！秦国正在招贤纳士，秦孝公刚刚发布求贤令，我觉得自己可以去试一下。

可是秦国地处偏远，需要大费周折才能到。我现在从燕国出发，在去秦国的路上。我一个人风雨兼程，骑着一匹马，我渴了就喝水，累了就躺下来睡，我也不知道过了多少天，终于走到了秦国的地界。我看见秦国的城墙上贴着大大的求贤令。我准备进城有两个士兵拦住了我，说："请报上名来。"我说："我叫文侯。我看到了求贤令，特来此一试。"

我来到了秦孝公亲自主持的大大的考场，先要进行文试，再进行武试。在文试里，考官给我们出了一个题目，如何才能让秦国富国强兵？我奋笔疾书，将平生所学付与纸上。大概的意思是，秦国要实现富国强兵，必须要实践法学。时间到了，我交卷了，我对自己的答卷非常满意，但也有一些担心。我怕秦孝公不能接受，反而会处罚我。

然后开始武试。我虽然是一个侠士，但是剑术平平，并不高明。因为我觉得剑为一人敌，不足学，要学万人敌。战场厮杀不过是一时之勇，我应该是运筹帷幄的将相。我没有上场比试，只是将我的观点告诉了主考官。主考官答应把我的想法转告给秦孝公。

后来秦孝公大赞，我被选入贤士之列，给我们每人安排了一处住处，让我们等待秦孝公的招见。我终于等到了秦孝公招见我的时候。秦孝公对我说："我很看重你。你的文采和谋略在很多贤士之上。我希望你常伴我的左右，辅佐我们的商鞅。"

他说："你知道商鞅吗？"我说："我当然知道，我很崇拜他。"秦孝公说："那好，我想让你辅佐他，常伴他的左右，一同开疆拓土，为我大秦江山稳固、富国强兵立下不朽功勋，怎样？"我感激涕零，立刻说："谢秦王，臣愿肝胆涂地。"

（时间转换到另一天）我现在成为一个商人了。我周围的百姓都很饿，秦国境内发生了很多年不遇的大饥荒。我是当地最富有的人，我请人做了很多很多的粥，分给百姓们吃。我很担心，虽然我很富有，但如果一直这样下去，我的粮食也会被吃光，大家都会饿死的。

我已经不再辅佐商鞅了，商鞅已经死了，死于非命。这是我一生中最痛苦的时候，也是我一生中最大的耻辱（语气沉缓、凝重），他们竟然把商鞅给车裂了，我的理想、我一生的追求也就付之东流了，我现在只能做这样一点微不足道的事情了。

我没有更好的方法，我已经不年轻，那些保守派非常狠毒，他们想彻底推翻商鞅的变法，我也无力回天，我非常非常的失落和伤心。现在朝中大局都被保守派所把持，秦孝公也不在了，我们现在只能等待，希望新的君主能够奋发图强、励精图治，把商鞅的变法贯彻下去，不过，很有可能我这一辈子看不见了。我已经很老了，我依然对秦国的明天抱有希望，因为我相信，商鞅一定不会白死的。

（时间转换到另一天）我看见了我很小很小、还是孩子的时候，我每天都在院子里习武。我习武的时候很痛苦。我说："太难太难，父亲能不能不学呀？"父亲说："男儿当志存四方，在此大争之世，你当立图伟业，建不朽功勋，你怎么能够这么轻易就放弃呢？"我似懂非懂，但我还是要练。白天练武，晚上读书。

其实我更喜欢读书。我总觉得练剑术是莽夫做的事情。晚上我要读孔子、老子的书，和许许多多其他思想家的书。我知道，我的内心不甘心做一介草民。我少年时期的理想就是做一个侠士，出将入相的良臣，但是要找一个值得我辅佐的君主。"良禽择木而栖，良臣择主而事。"我希望我能够找到那样的人。

（时间再次转换）我在一个山谷里，这是一个桃花谷，四处开满了桃花。现在正好是春天，春意盎然的季节，我在桃花谷里打坐。我在回想我这一生，我觉得我不枉来这一世，作为一个男子、一个侠士，我辅佐商鞅完成了最伟大的变革。

现在，虽然商鞅死了，但是，秦国的未来还是在商鞅建立的轨道上前行。我能看到商鞅变法给秦国带来的巨大的改变。也许，我的名字不会流芳千古，但是没有关系，有商鞅就够了。让世人记住商鞅，就记住了我们共同创立的伟业；让世人记住了商鞅，就记住了我。我好想念商鞅啊，我想我要去见他啦！

回望我这一生，我的课题是"有志者事竟成"！我从这一生中学习到一个人要胸怀天下，不计得失。在这一生中我的父亲就是茉莉这一生的丈夫，他们都会提出很高的要求，希望我能更好。

三　与潜意识对话

虽然很多的答案已经呈现在了前面的故事中，我们还想得到更明确的解释。于是我们开始呼请潜意识，与之对话。

催：情景二中这个女人的一生是想告诉她什么？

潜：她的一生经历过荣华富贵，也经历过悲惨凄苦，最终达到平静祥和的状态，这也是她心灵成长的过程。外在的形势和环境不是最重要的，不要让它过多地影响自己的心，始终保持自己内心的平和，才能保持以不变胜万变。

催：这一生中的男主人就是她现在的丈夫吗？

潜：是的。

催：在这一生里，他们一直都很恩爱，没有因为外在地位、环境的变化而变化？

潜：是的。

催：对他们这一生的婚姻生活有什么意义？

潜：让他们像在那一世那样，看到彼此，发现彼此。他们之间应该没有什么问题。

催：她为什么一直会对丈夫很担心，忧虑？这是为什么？

潜：她太紧张了。

催：为什么？

潜：她害怕会有意想不到的、不好的事情发生。这种预感与她在情景二那一生的经历有关。

催：侠士的一生是想告诉她什么？

潜：勇敢、智慧、大格局、无所畏惧。她现在担心的事情太多了，她要学会无所畏惧。

催：现在她的种种担心，与她的这两个经历有关系吗？

潜：有关系，在这两次经历中，她都亲眼见证了生命的摧残，所以对她的影响非常大。

催：这是造成她今生莫名忧伤的原因吗？

潜：是的，这位侠士，他辅佐的商鞅最后被车裂，这是她亲眼看到的。（大家不要觉得这很惨烈，潜意识会保护好个案的。催眠结束后，茉莉说："虽然我看到了商鞅车裂的场面，但并不血腥，而且是转瞬即逝，我是隔着很远看的，好像躲在草丛中。"）文艺复兴时期的这个女人，虽然没有亲眼看到战争的场面，但她看到了她的丈夫从战场上回来时是被担架抬回来的，浑身是伤，鲜血淋漓。所以，在她的记忆里，大张旗鼓地去做一件事情，是迟早会出问题的。

催：所以，她对她丈夫事业上的突飞猛进和取得的成就，一直有一种不安和恐惧，这是来源于她之前的记忆？

潜：是的。

催：与她丈夫今生做的事情没有关系，只是她灵魂的记忆？

潜：也不全是没有关系。她的丈夫的确也出现过一些事情，只是这些事情，唤醒了她深层的记忆。如果现在她丈夫不发生一些事情，这些记忆她可能就忘了。

催：现在，我们既然已经找到了深层的原因，我们就让这些记忆留在过去，不要影响她现在的生活，可以吗？

潜：可以试试。

催：潜意识是无所不能的，如果这些记忆不是她这一生必须要承受的，我们就让它留在过去吧。

潜：好的。

催：这是她一直觉得自己不快乐的原因吗？

潜：是的。她认识到这一点之后，就会找到生活中的平和与喜悦。

催：她的儿子，就是那个女主人的孙子吗？

潜：是的。

催：孙子给她在生命的最后带来了快乐，她的儿子，在这一生中给她带来了什么？

潜：希望。

催：能给她一些建议做一个好妈妈吗？

潜：就像她现在做的一样就可以，她做得很好了。

催：谢谢潜意识的肯定。茉莉现在经常有写书的想法，跟她在情景二中周游世界，写散文有关系吗？

潜：有关。

催：写作会给她带来快乐吗？

潜：会的。

催：什么时候动手去写？

潜：她需要先把心态调整好！把个人的杂念抛开，才能安心写作？

催：如何清理自己，把自己调整好？

潜：让她清楚地意识到这两段人生对她的影响。然后有意识地去释放这些恐惧。让她自己去旅行，去发现，去观察，抛开自我看别人。

催："抛开自我看别人"？具体解释一下！

潜：不要想太多自己的事情和自己的想法，不要专注于自己的想法和她丈夫的想法。现在不要去管她自己和丈夫的想法。这与她的颈椎问题有关。她现在的这些问题迟早会解决的，不要太专注。她需要更多地去关注别人，关注世界。（潜意识最会"因材施教"，很多的时候，潜意识都会让个案去关注自己，关注内心，这是少有的让个案去关注周围、关注别人、关注世界的情况。问题的答案不是唯一的，都是从一个点出发，去谋求一个局面的平衡与和谐。每个人的观点不一，通向平衡与和谐的道路自然就不一样了。）

催：她去旅行的起点就是从希腊的那个克里特岛开始吗？就是她看到的最美丽的地方？

潜：是的。

催：那个地方对她来说有什么特别的吗？

潜：那里是西方文明的源头，那是生命的源头。

催：为什么要去西方文明的源头，而不是东方文明的源头？

潜：因为她在东方文明里待得太久了，她需要换一个时空。

催：这也是抛开她个人视角、个人想法的一个方法，是吗？

潜：是的。全抛开，不仅他们的想法要抛开，连他们的环境也要抛开一下。

催：她计划春天之后去旅行，这是个合适的时间吗？

潜：是的，在春天，春天是万物生发的时候，也是最适合改头换面的时候。

催：一个人去旅行还是结伴？

潜：都可以，但不要做走马观花之旅，要静静地待在一个地方。

催：要至少多长时间才好？

潜：至少十天吧！

催：如果她去这样做了，她的颈椎问题就可以解决吗？

潜：是的。

催：那腰椎的问题呢？

潜：都是同样的问题，换一个角度看待世界，这些问题可以一并解决。春天、夏天都可以。

催：旅行第一个地点是希腊的话，下一个推荐她去的地点是哪里？

潜：当然是罗马。

催：为什么当然是罗马？

潜：因为希腊文明结束之后，下一个文明就是罗马文明。罗马文明比希腊文明更辉煌，而且是完全不同于东方文明的时期。她要在周游世界之后再进行写作。

催：她的人生计划里，是有写作这一项吗？

潜：是的。先写散文开始，最后，一定是史诗般的鸿篇巨作，关于世界文明史的。

催：在现实生活中，她也很喜欢商鞅，第一次读《史记》的时候，就有强烈的共鸣。这与她在那一生的经历有关吗？

潜：有很大的关系。

催：她真的经历了一生，那一生她的名字叫文侯吗？

潜：是的。

催：在史书中会找到这个名字吗？

潜：不会的。人们记住商鞅就够了。她就是这样一个甘于奉献、追求理想的人。

催：她觉得她在家庭生活中，也一直在奉献，去成就丈夫的理想，这是这个灵魂一贯的人格吗？

潜：是的。这是她的人格标志。

催：但她也特别希望丈夫接地气一点，不要一直有高大上的理想。还需要踏踏实实地去生活，做点如接送孩子上学、吃饭前摆一下碗和筷子之类的事情。但她先生的世界里，只有工作。她的这些希望，对她丈夫来说很难做到吗？

潜：不难。他完全可以做到。

催：但她的丈夫从来没有做过这些事情，怎么样才能让她的丈夫偶尔做一下这些事情？这需要她做些什么改变？

潜：告诉她丈夫，说："你如果这样做，我会很高兴。"

催：以前从来没有说过吗？

潜：以前是用很生气的方式说的。这需要她以心平气和的语气和期待的眼神告诉他。

催：好的，如果茉莉用合适的方式提出要求，她的丈夫会做吗？

潜：会的。

催：如果丈夫做出了一些茉莉喜欢的事情，下一步，茉莉会有什么相应的改变？

潜：她会更加乐于参与丈夫的精神世界中。是主动参与，而不是被迫的，这是完全不一样的。

催：这对于他们夫妻的感情有什么积极的影响？

潜：会非常好地促进两个人之间的心灵沟通。其实他们之间本来不存在问题，现在是人为地设置了障碍，高大上的理想和接地气的生活不是不能并存的。

催：什么时候这种改变才能发生呢？

潜：要改变现状不是那么简单，一定要从改变心态入手，所以，还是需要一次旅行，从改变根本开始。

催：那么在旅行之前，需要做些什么？

潜：在脑海中不要再呈现可怕的场面，多想想她希望的场面。

催：对茉莉还有什么话要说？

潜：我相信他们凭借自己的智慧可以解决现在的问题。

催：要多久？

潜：这还要取决于她自己，但春节之前她就会明显感觉到变化。

催：她的丈夫做过一次催眠之后，她已经感受到丈夫明显的变化，但为什么后来又出现了一次争端？

潜：是因为她太紧张了！她一直处在一种草木皆兵的状态，会吸引这样的事情发生。

催：在这次催眠之后，她的紧张会缓解吗？

潜：会的，让她多听录音，明白自己焦虑的来源。她的内心其实是非常矛盾的，一方面希望自己的丈夫建功立业，另一方面又很害怕这种巨大的成就之后带来的意想不到的恶果。

催：好的，我们把过去的记忆留在过去。不会影响到现在，不再会莫名的恐惧和忧伤。还有什么话要对茉莉说？

潜：让她的心时刻能够回到童年。她的童年特别的快乐、平和。

催：请潜意识为她展示一个童年的开心的画面吧？

潜：夏天的晚上，邻居们都坐在门外乘凉，很多小伙伴们在追逐玩耍，她的父亲在拉二胡，所有的小伙伴都在唱着歌。非常的宁静、快乐！如果她在生活中感到有一丝紧张的时候，就让她想到这快乐的夏天的夜晚！也可以让她想到她在希腊海岛上的晒太阳的场景。让她的身体记住这种放松的感觉，习惯处在这样一种放松的感觉中。

催：潜意识还有什么话对我说吗？

潜：你做得很好！

催：谢谢潜意识的肯定。

潜：按照你的本意去做吧！

催：谢谢。我们结束今天的催眠吧！

催眠师说

　　看到自己在催眠中是"文侯"，茉莉一点也不意外。在现实生活中，她太喜欢商鞅了。所有关于商鞅的故事，她都如同亲历一般的熟悉。她甚至可以大段地背诵《史记·商君列传》的内容。当她看到自己曾经是商鞅的助手文侯时，她觉得之前所有认为不可思议、无法解释的一些情感，找到了一个非常合理的出口。

　　也可能有人会质疑说，会不会是因为茉莉先喜欢商鞅，再编造了这样一个故事。这才是真正的"前因后果"。我不想花太多的力气去证明谁对谁错，但是个案在催眠中看到类似这样的故事之后，能够真正地释然，能够解决现实的问题，才是在对与错之外，最好的归宿。

爱的感觉

引子

有人问我：催眠中哪个环节最重要？

我觉得催眠的几个环节之间是互相牵连、层层递进、一气呵成的，没有孤立的哪个环节比其他环节更重要，哪一步做好了，都有疗愈的效果，哪一步做好了，都在给其他环节的效果，创造更大的可能性。

如果你问我，催眠中什么最重要，我倒可以毫不犹豫地说：感觉最重要！那种放松的感觉，真诚的感觉，以及爱的感觉，足以抵御世道的艰难与人情的冷漠。带着这些感觉去生活，足以温暖和感动你生活中的一切。找到那种感觉，那是一切问题的答案。

一 情景回溯

　　佳佳是一位大学老师，外表的知性与成功如一袭华美的袍，里面也是爬满了虱子。在一个安静的午后，我和佳佳聊到相顾无言，顺利地进入到催眠态。佳佳开始向我描述在另一个世界，她所经历的一切——

　　我看到我结婚了，在教堂里。我看到双方的父母都在，还有我们的朋友们。大家都在向我们撒花瓣表达对我们的祝福，我很开心。婚礼结束了，我们一起走出教堂，上了马车。我们要回我们的新家了，那是一幢白色的三层小楼。马车在楼前停了下来，爱人把我抱下马车，我们一起走进家门。在阳台上，我们打开音乐一起跳舞，一起喝酒，然后我们接吻，拥抱在了一起……

　　有一天，我在屋子里，透过窗户可以看到我的先生，他在马棚里，正在给马洗澡。我把窗户打开，喊我的先生，我们说好的要一起去骑马。我们俩骑上一匹枣红色的马，体验驰骋的快感，那是一种像飞一样的感觉。我横坐在马上，在我先生的前面，我的一个胳膊搂着他的脖子，我会不时地去吻他一下。我的先生是跨坐在马上，拉着缰绳。我们让马跑得更快了，在草原上奔跑，笑声很大。这是我们幸福的一天。

　　后来，我们有了自己的孩子，我们都很爱他。

　　后来，我已经很老了，我坐在门口，看院子里孩子们在嬉戏，我很安详，很满足。看了一会儿，我起身拄着拐杖站了起来，回到屋子里，我的一个小孙女跑过来扶着我。我环视了一下家里，很多富丽堂皇的家具，都是我喜欢的款式，已经用了很多年了。

我想去找一本书，是一本很厚的硬皮的书，咖啡色的书皮。我终于在书架的顶层找到了它，拿在手里了。我记得在里面夹着一件东西。……找到了，是一张照片，我和我的爱人年轻时的照片。这是一张黑白的照片，两个人在一起很和谐，很幸福。那时的我们多年轻啊，可惜，他已经离开我了。我把照片拿给我的孙女看。孩子问"这是谁啊"，我说"这是你的爷爷"。家里的管家来问我什么事情，我吩咐他去做了。我默默地放下照片，让孩子出去玩去了。

我回到我的卧室，脱下外套，躺在床上，就这样很安静地睡去了，睡了，永远地睡去了。而我却感觉到自己飘离出了原来的身体，回头看见一个老太太的身体很安详地在那里睡觉。我继续向上飘，看见一团像云一样的光，我往光的方向飞去，光把我吸进去了，光包围着我。

回顾这一生，她觉得她的爱人真的很棒，看到儿孙满堂，她很满足。她说：要学会知足啊，你看这家境富裕，子孙满堂，还有什么不知足的呢？

二　与潜意识对话

在与潜意识对话的环节，有几个问题，潜意识的回答给我留下了非常深刻的印象。

催：为什么佳佳一直在金钱上有匮乏感，怎么解决这个问题？
潜：让爱充盈你的内心，爱可以滋生万物，包括家财万贯，子孙满堂。

（催眠现场这一瞬间，我有一种被暖流包围的感觉。人类千百年来，最朴素的理想生活就是家财万贯、子孙满堂、安居乐业。所有这些，都会因爱而生！）

催：她一直觉得先生身上的小毛病很多，如抽屉关不严，东西不放回原地，她真的无法接受这些，怎么办？

潜：用爱的眼光去看待他，看到的就全是优点了。（如果只是以批评的眼光、用放大镜去审视别人缺点，任何人都是满是问题。你关注什么，你就会看到什么。）

催：为什么佳佳的眼前一直有黑影飞来飞去，强光下更明显，我们叫这种情况叫"飞蚊症"，这代表着什么？

潜：挑剔。她对周围世界的挑剔，让她时刻看到有不如意的东西在眼前晃来晃去。如果让爱充盈心中，会慢慢好起来的。

催：佳佳说，女儿的身上有很多的问题，让她很担心，如只是对吃的东西很感兴趣，典型的"小吃货"，注意力不集中，对大自然没有好奇心等，怎么办？

潜：带着欣赏的眼光去看孩子就可以了。

三　余韵尾声

催眠结束之后，佳佳跟我说，刚开始的时候，她一直在怀疑，自己有没有进入催眠啊，好像自己在看一部外国的中世纪的影片，太唯美了，美得有些不现实。她就一边怀疑，一边给我讲述她看到的、经历的一生。

第二天，佳佳在网上给我的留言："回想当时看到的那些画面，给我的感觉就是充盈的爱、满满的爱。我以前也知道要有爱心，要爱家人，爱身边的人、周围的人。虽然我知道，但是我就是做不到。现在我能感受到爱的感觉了，我感觉现在可以做到了，就像你说的那样，催眠像把我换了一个频道，一下子把自己拨到一个爱的感觉中。这个过程真是很奇怪啊！"

她告诉我，昨天关机催眠，她先生找不到她了，人也不在家，电话也打不通，她先生很着急，都想打电话报警了，以为她失踪了，或者被绑架了呢。她回到家，先生见她回家时好好的样子，如释重负。她说，她以前要是看到先生这样急躁的样子，一定会觉得很烦，没有一点大男人的定力，这次她却忽然觉得他好可爱，感觉到他真的很在乎自己！

催眠的第二天早上，佳佳起床时发现，9岁的女儿已经做好了早餐，而且是给家里人烙的葱花油饼！女儿爱吃，也爱自己动手做着吃。她忽然觉得爱吃、讲究吃没有什么不好的。人各有志，说不定，她的女儿就是一个天生的美食家，她又何必一定要让她成为一位科学家呢？她第一次不再为女儿的"爱好"感到苦恼，第一次高调在朋友圈里晒了孩子做的早餐。

我很高兴，得到佳佳这些反馈，也有很多人告诉过我做完催眠之后类似的感觉。催眠的过程，不仅是告诉个案问题的答案，更重要的是一种全新的生命体验。

潜意识将一个人一世或几世的生命体验进行超级压缩，压缩在了几个小时催眠的过程中，让个案在栩栩如生的经历中，深刻领悟到解决今生当下问题所需要的智慧和勇气，所应有的视角和情感。那种感觉，一经体验，不会忘记。它们会自然而然地融入当下生活之中，很多变化就会应运而生。

在催眠的最后，我问潜意识还有什么话要告诉我们。潜意识说："爱是流动的，你们要试着感受它，传递它！"我写下这个催眠的梗概，再次感受到其中暖暖的爱、满满的爱！如果你感受到了，你也可以做些什么，把爱的感觉传递下去。

催眠师说

与个案聊天的过程中，我会听到各种各样对我来说新鲜的问题和苦恼，比如这次催眠中的"飞蚊症"。当潜意识给出解释，"飞蚊症代表挑剔"时，我觉得特别生动，一个一个的黑影在眼前乱飘，抓也抓不住，改也改不了，又不能无视，总之就是个烦心。后来，我把这个解释说给几个有"飞蚊症"的朋友听，她们都同意自己是一个很挑剔的人——病都是心病啊！

为什么我一直单身？

引子

　　个案带着四张纸的问题清单来做催眠，但她最想知道的问题就是一个：自己为什么一直没有结婚？在这个"剩男剩女"盛行的时代，每个单身的人都有自己的故事、自己的原因。而这位个案在催眠过程中发现的自己单身的原因以及对未来的预期，或许可以给我们带来一点启示。

一 与个案面对面

金萍的出身优越，家庭背景不凡，拥有高层社交圈子和宽广的视野，她自己的工作能力、外貌身材都不错。都说"皇帝的女儿不愁嫁"，可是已过不惑之年的金萍却一直没有结婚，有过几次情感的经历，也都是无疾而终。

最让我印象深刻的是她十多年来的灵性成长道路。最初是疯狂地上各种灵性课程，想找一位可以依靠的导师。认识了很多大牌的灵性导师后，发现他们自己的生活还都一团糟呢，怎么可以真正带领自己走出泥潭，走向光明？

于是她放弃寻找导师的成长之路开始发愤读书。她自视天赋很高，中外灵性大师的书籍读了满满两书架之后，感觉真理都明白了，却发现生活依旧沉闷。这时她不得不承认，书中的真理不能改变现实的生活。

她随后开始肆意听信自己的直觉过日子，不再外求。经过接连的几个事件之后，她发现自己的直觉也是不靠谱的。连自己的直觉都不能相信，她还要相信谁？她开始茫然，不知所措。

于是，她开始关闭自己灵性修行的通道，关闭生活的各个方面的通道。最近的五年，过的是不出门、不交际，无兴趣、无爱好，爱咋咋的，都无所谓的日子。

这期间经历了单位内部工作的调动，父亲的生病与离世，与妹妹关系的恶化，以及自己身体的一些病痛。但是在谈到这些的时候，我觉得她是在谈别人。总是远远地、冷冷地说，还好吧，还可以，还可以应对，没什么，OK啦！我很难触摸到她内在真实的柔软的东西。

二　情景回溯

　　我不知道在催眠状态下，金萍的状态会是怎样，我只能放手信任潜意识运作安排这一切。没有想到，在催眠状态下，一切进展顺利——

情景一：

　　我看见了一个城堡，有着尖尖的屋顶，建在半山腰上，与下面的房子连成一片。这一片房子从山脚下一直向上延伸，这个城堡是这片房子里最高的一处。城堡是黑色的屋顶，灰白色的墙壁，我看见自己在城堡外面的走廊上，这个走廊由白色的砖砌成，地面也是白色的。走廊是弯弯曲曲依山而建的，从走廊向下面看，可以看见下面的房子。下面的房子跟城堡的建筑风格不一样，但颜色都是灰白的。

　　我看见自己站在走廊上，穿着皮质的半高的靴子，靴子很厚实，像是士兵穿的那种靴子。我穿着紧身的黑色裤子，穿着灰绿色的像军装一样的衣服，头上戴着一种士兵的帽子，样子很难形容，腰上配着一把剑。

　　我感觉到自己是一个年轻的男性士兵，正在城堡里巡逻，就是按照惯例到处看看。天快黑了，我一个人到处转了一下，没有任何的情况发生，后来我就到我住的地方去睡觉了，那里有四五个人一起住，其他的人都已经睡了。

　　一天早晨起来，我站在阳台上，阳光很好，心情也不错，我决定不再当士兵了，我决定要离开了。他看见对面的大海，海上有一艘船，他在想，是回到森林里，还是到船上去当一个水手。虽然我很想出海，但是我最后决定回到森林里，过一种无忧无虑的生活。我晚上睡在森林的小木屋里，白天在森林里到处游荡，看着森林里一年四季的变换，感受到舒服、自然。

后来，我躺在小木屋的床上，我已经长大了一些，但不是很老。我穿着一件白色的、很长的衬衫，鞋还没有脱，就躺在那里，我有点累了，鞋子一直没有脱。后来没有发生什么，在睡梦中，他就这样死了，还穿着做士兵时的那双靴子。

这样的一生，我体验到自由自在的生活，没有什么遗憾。我想选择过自由自在的生活就可以选择。

情景二：

我先看见一段中式的院墙，院墙很长，上面露出院子里的竹子。我站在院墙外面的路上，顺着院墙一直向前走，就是院落的大门。我看见自己是一个小女孩，穿着绣花鞋、淡绿色的裤子、白底的裙子，扎着两个小辫儿。我走到大门口，敲门，有人来给我开门，是那个一直照顾我的人。

这个人说："快进来吧，你玩的时间太久了。"原来我是自己偷着跑出去玩的。院子里有个小桥，湖心亭，有荷花，这个院子很大。这个小女孩又在院子里玩了起来。

后来的一天，我在屋子里坐着，准备出嫁，一切都准备好了，但我并不开心。……也不是不开心，因为结婚应该很高兴，我并不感到开心，也没有难过。我穿着大红的衣服，一切都准备好了，在等待仪式开始。婚礼的现场很热闹。新郎也不错啊，门当户对。

我老了，躺在屋子里，周围没有其他人，我快要死了。我想起了一个少年，跟我青梅竹马的一个人。除了这个人，我的人生还是很满足的，也没有什么遗憾。我想起小的时候，那个少年像大哥哥一样逗我玩，那时我有十几岁吧，很开心。但我不太想回忆，回忆让我很难过。（个案开始有情绪，有眼泪。）回忆那些甜蜜的过去让我很难过。

那个少年出生在武将世家。我看见那个少年跟他的父亲和我的父亲一起从前院走过来，应该是跟父辈们说完事情，然后走到后院来。她在院子里，看着他穿着盔甲走过来，英俊潇洒的样子，忽然感觉到一种女人爱慕男人的感情，觉得自己除了他也不会嫁给其他人的。当时我并不知道这是最后一次见到他。

现在我老了，盖着刺绣的绸缎的被子。就这样，我死了。

回顾这一生，我都很富足，婚姻和孩子都不错，一生也很顺利，但还是充满了遗憾。我体会到男女之间爱情的感觉，我第一次学习从两性的角度去爱一个人，失去爱情的痛苦加深了我对爱的理解。

三 与潜意识对话

对于第二个情景，我觉得有些意犹未尽，我打算在与潜意识交流的过程中做更深的了解。我开始与潜意识对话——

催：为什么让她看见那个士兵男人的一生？

潜：她可以选择自由自在的生活！那个男孩子既喜欢当士兵的生活，也喜欢在森林里，他可以随着自己心情的变化做出一些选择。当他想去城堡里做士兵的时候就去；当他想去森林里的时候，他就选择了离开。他也想去当一个水手，但他比较一下，自己更喜欢森林里的生活，所以他没有去当水手，出海去很远的地方，最后他回到了森林里。这是他最喜欢的生活。

催：这对金萍的当下有什么启示？是想告诉她什么？

潜：她也可以选择啊！她有很多选择，但她总是在担心没有必要担心的事情。她可以选择工作，也可以选择不工作，也可以选择其他的工作。她可以选择生活中很多不同的方面，但是她把自己固化了。她的工作和她的生活方式都被自己固化了。

催：你给她提醒一下在哪些方面可以选择。

潜：她可以选择自由自在的生活，她一直向往半年在海边、半年在城市的生活，她完全可以做得到。

催：很多人也想过这样的生活，可是会担心经济方面的问题，她有什么担心的吗？

潜：那是别人需要担心的事情。她愿意这样，只要她选择就可以了，其他的完全不用担心。

催：那她为什么没有选择自己喜欢的生活？

潜：是她自己在束缚自己。她缺少安全感。她觉得离开固有的轨道就会偏离方向。

催：那您觉得会偏离方向吗？

潜：这些都不是问题。

催：您觉得现在她在哪些方面可以打破固化的自己，做自由自在的选择？

潜：改变自己看待问题的方式。比如说工作，换一个角度来看就没有那么多困难和不满。她可以选择工作，也可以选择不工作，这并不重要，关键是如何看。

催：那她该如何看待工作呢？

潜：在她这一世，工作不重要。工作只是她的一个陪衬。

催：这一生对她来说最重要的是什么？

潜：感情问题。

催：那她如何来看待她的感情问题？

潜：她应该相信她自己。过去的都已经过去了，不要担心失去。当她相信的时候，该出现的人就会出现。

催：感情的问题在您给她看的第二个人生故事里集中体现了。您先给她说一下，您为什么展示第二个人生故事给她看？

潜：她不应该封闭自己的感情。

催：她为什么会封闭自己的感情？

潜：她担心失去。曾经失去的痛对她的影响太深了，她怕再一次失去。这是一个方面，另一方面是向她解释，她这一生为什么执着地只喜欢像这个男孩这个类型的爱人。她一直不明白，为什么她只喜欢这个类型的人。

催：但那一生里她的婚姻也是很顺利的，人生也是富足的。虽然没有跟年少时的情人在一起。为什么有这样的安排？

潜：这一生是她自己选择的课题。要学习的就是体会到男女之间的感情和爱情，以及失去的痛苦。她感受到了。

催：她那一生的体验对于今生有什么影响？

潜：她给自己在各方面设了一些限制。

催：具体解释一下。

潜：她以前很富足，也很勇敢。很多事情都想得非常开阔，心境平和，但她这一生给自己设了太多的限制，生活方式也是，工作也是，情感也是。

催：这些限制是她自己给自己设定的，这些限制下的生活是她自己想去体验，是这样的吗？

潜：她需要对这些观念限制有认识。她以前没有认识，觉得这些是理所当然的。但是对她来说不是这样的，她是可以自由选择的。她比很多人来说，有更多的资源、更多的机会、更多的能力，但她没有好好利用。

催：她最应该去认识、去突破的限制是在哪个方面？

潜：在感情方面。一方面她认为自己能够拥有一个跟大家一样的婚姻和感情的经历，另一方面，她认为婚姻和感情是不能融合的，在婚姻里的感情不是那么的幸福。这就是她的矛盾。她认为应该像大家一样去结婚，同时认为婚姻里的感情并不幸福。她又想去结婚，又想去寻找完美的爱情，所以她很纠结。她认为完美的感情和幸福的婚姻是不能统一在一起的。

催：这就是这么多年她一直没有结婚的原因？

潜：她一方面想在婚姻里循规蹈矩，过正常的日子，同时，又想要一个完全是自己想要的爱情，但是两者她认为不可兼得。这个观念是她那一世给她留下的影响。

催：在她看到她这个限制性观念的来源后，她对婚姻和爱情会有新的理解吗？

潜：她在那一世可以选择带着遗憾去过新的婚姻生活，也可以选择带着对爱的感受同时过幸福的婚姻生活。这不是对立的，是她可以选择的。当下的这一世，她也可以自由的选择。她拥有很多的资源和能力，她应该珍惜，很多人没有她这样的机会。

催：是珍惜，而不是担心，非常好。这是她一直没有结婚的原因？

潜：她没有把婚姻和爱情统一起来，又不愿意放弃其中之一。

催：当她明白这些的时候，她的感情之路会变化吗？

潜：那要看她自己的选择，选择权还是在她的，她可以自由选择。（一切都是自己的选择，明白之后也要做出选择。其实不主动的选择，也是一种选择。潜意识不是主宰，人生的剧本只有一个主题，剧情进展都是一边编、一边演的。）她可以像那个女人一样，带着遗憾过一生，或者幸福地过一生。不过这一生，她拥有更好的机会，可以选择与自己相爱的人过幸福的生活，她一直认为，这是不可能的。

催：您觉得她现在相信吗？

潜：半信半疑吧。

催：她需要时间去慢慢接受这些吗？

潜：不，她只是需要"相信"。

催：您刚才说她封闭自己，除了封闭自己的感情，她还封闭了什么？

潜：她自己的观念也受到了限制。她知道的很多，认为自己的观念是开放的、没有限制的，比很多人更开阔。这对她来说也是一种限制啊。限制了她去听从、信任别人的建议，也不信任自己更高的意识状态，包括潜意识的话。

催：她也很疑惑，当头脑里的声音不一致的时候，她到底应该听从谁的？听自己的，害怕是自己自大；听别人的，又害怕是盲从；听潜意识的话呢，又觉得那是自己的头脑，根本就不是什么潜意识或者高我。在各种声音之中，她如何准确地把握自己的方向？

潜：她应该相信自己的直觉。

催：她跟我分享，有几次经历，她相信了自己的直觉，后来证明都是错的。这怎么解释？

潜：那不是她的直觉，那是她的大脑经过分析和判断得出来的结论。那不是直觉。

催：如何区分直觉和分析判断得出的结果？

潜：对你们来说的确是有些难。不要去分析和判断这是否是直觉，让事情自然地发生就好了。分析了就不是直觉了。她总是觉得让事情顺其自然就会失去控制。但是不会的。每个人都有她的能量场，在她的场域之内，让一切顺其自然，就是最好的安排。

催：在聊天的最后，她闭上眼睛看到了一个"好"字，这是您让她看到的吗？为什么？

潜：是的。就是要告诉她，一切都是很好的。这个字，由一个"女"、一个"子"组成，是很好的。

催：代表男女呢，还是代表孩子呢？

潜：这就看她的选择了。（又一次把选择的自由给了个案）

催：她读了很多灵性方面的书籍，都说一切都是最好的安排，但是在现实生活中，她特别不明白，在她的工作中，为什么一个德行和能力都不好的人做她的领导，有那么大的权力，难道这也是最好的安排？

潜：她选择了对抗，就会出现一个对立面，就会出现一个负面的人让她对抗啊。

催：她为什么会选择对抗领导？

潜：因为在某一世的经历中，她曾经身居要位，她天生对权威就具有一种掌控欲，对权威有抵触心理。

催：这个领导对她的生活和心情影响很大，怎么办？

潜：她知道，这些事都不是事，但她却把这太当回事，反正她也没有别的事，闲的。

催：那她需要转移精力去做些什么？

潜：她可以投在其他爱好上。她有很多选择。

催：但她说她这五年对什么都没有兴趣？

潜：她对自己全面放弃了。

催：怎么改变现状？

潜：选择一种爱好开始，从运动开始，从坚持开始，坚持一个小的运动。建议去跑步或走路。

催：您觉得她会听您的话，去坚持吗？

潜：她还是会比较懒，但是还是要靠她自己。

催：她今天做得就比较好啊，她按时起床，按时到达了，没有迟到。这对她来说很不容易了。这对她来说就是一种突破。

潜：是的，她需要多与外人接触。

催：她对过去的一个领导耿耿于怀，这件事，您怎么看？

潜：她觉得那个领导伤害了她的自尊心，但是这件事对她来说并不重要。工作不是她今生的重点。

催：她有一个妹妹，从小到大给她带来了各种烦恼，为什么会安排这样一个人在她的生活中？

潜：她这一生中几乎没有负面的人出现在生活中，这只是一个小小的阻碍，对她影响不大。她喜欢控制别人，是一种惯性，有时会让人讨厌。

她妹妹制造麻烦一直在提醒她，不要控制别人。她不控制她妹妹了，她妹妹就没什么事了。

催：您觉得她明白她妹妹在她生活中出现的意义吗？

潜：她现在明白了。

催：她说她想让自己变得漂亮一点，需要做其他的微创手术吗？有什么办法会让自己更漂亮呢？

潜：不要太懒惰。如果她觉得有帮助，就有帮助。没做也没关系。当她觉得一件事情对美貌有帮助那就是有帮助的。每天对自己说自己很漂亮，也真的有帮助。

催：您之前告诉过她，她有写作的天赋，但她一直没有行动，这件事，您怎么看？

潜：她只能靠自己。（真正的爱就是信任。潜意识的话中，没有逼迫，也没有期待，只有淡淡地表达而已。）

催：她觉得她应该拥有更富足的生活，这个可以吗？

潜：如果她想有，她就可以有。

催：她想实现财务的自由。

潜：难道她还不自由吗？她可以选择自由自在，跟财务没有关系，对她来说，财务不是她的问题。

催：她今生的功课是什么？

潜：感情。

催：她需要明白和相信这一点？

潜：最重要的是做到。

催：她说，在见到一个人的时候，她身体会有明显的感觉，知道这个人是不是她想要的，适不适合在一起的。她想知道，为什么她的身体会这么敏感？

潜：每个人都有自己直觉上的特点。身体上的直觉是一种能力，每个人都应该拥有这样的能力，但是很多人都钝化了。她的头脑思维一直在与自己的身体作对抗，一直在想为什么身体会这样，她应该接受和顺从身体的直觉。

催：她说自己很喜欢性，却很挑剔，这也影响到了她。

潜：这都不是问题。当她的对婚姻和爱情的观念达到的统一，思维与身体达到了统一，这个问题就会解决。观念是最重要的问题。

催：她为什么会对各种的灵性的知识和方法特别感兴趣？

潜：这与她累世的体验和爱好有关系。但对她的今生都不重要了，没有必要知道得太多。本来她都知道了，因为她之前做过更高阶的职务。但这些没有必要让她知道了，对她今生没有太多的意义。这只是之前的人生体验给她今生带来的一个属性。

催：她问她还需要去上什么灵性的课程吗？

潜：她知道得还不够多吗？

催：明白了。她问，人生是确定的吗？未来是可以改变的吗？

潜：当然了，观念的转变，选择的不同，人生自然就会改变了。

催：她问，人为什么不记得前世？

潜：每一生的课题都不一样，知道得太多都没有太多的帮助。

催：她问，她以前催眠为什么都没有催进去？

潜：她的头脑太强大。

催：那她对这一次催眠得到的以上信息相信吗？

潜：她会有一个怀疑的过程。但她不相信又能怎么样呢？

催：我们知道，强大的头脑也不完全是件坏事，强大的头脑在哪些方面对她来说是有帮助的？

潜：不同的观念在不同的时期，有不同的益处。时间过去了，她应该选择更适合她的观念了。

催：她的父亲前段时间因病去世了，她有一个小小的遗憾，后悔当初没有找机会给她的父亲做催眠，说不定会挽留住她的父亲，这件事，您怎么看？

潜：没法控制别人的人生。即使是对亲人的帮助，也要本人接受。

催：她说，她妈妈有高血脂，可以帮助她妈妈疗愈一下身体吗？

潜：她妈妈很健康，比她健康多了。

催：那她为什么会一直在担心她妈妈，考虑她爸爸，还有操心她妹妹？

潜：她天生如此。而且，很多家庭里都会出现这样的一个人。控制吧。

催：那让我们看一下她自己的身体吧。她说她最近一年视力下降很严重，为什么？

潜：她不想看清别人，因为她讨厌他们。她觉得工作很烦，她不愿意看见她讨厌的事情。

催：当您告诉她工作都不是事，明白您告诉她的这个道理后，她的视力会恢复吗？

潜：会好很多的，但是她的一些生活习惯，也会对她的视力有影响。她一直在拿手机去关注一些对她来说完全没有意义的微博，她花在手机上的时间太多了，她需要改变一种无意义的生活状态，比如说关注一些无意义的八卦新闻，对生活中一些事情过度的厌恶和烦心。如果她经常去恢复一些活力，去外面活动一下，减少在家关注手机的时间，她的视力就会恢复。

催：她说她有些驼背，是吗？

潜：她应该有一个更积极的生活态度，她应该充满活力。

催：她说她每当季节变换的时候，身体都会很不舒服，这是为什么？

潜：只要有一些运动，就可以。只要她在观念上转变，就可以。

催：她说她甲状腺功能低下，影响到她的身体，是这样的吗？

潜：是的，是因为她内在的活力不足。她一直有这个问题。

催：原因呢？

潜：不是今生的原因，是更往前的记忆影响的。她看待问题的方式，有时比较负面。她首先要增强自己内在的活力，要积极一点。转变限制性的观念。她的脚冷也是因为内在的活力不足，她需要转变观念，增加运动。她的其他身体上的问题，都是观念的问题。

催：偏头疼也是这个原因吗？

潜：她的大脑太用功了。她一直爱思考，不限今生。但是今生这些都不是大问题，做事不用太费力了。她已经好多了。也是刚才的方法，就可以解决。

催：所有清单上的问题我都已经问完了，您还有什么话要跟她说吗？

潜：要开始做，光知道是没有用的，她其实是太懒了。但对待她的情感的问题上，她要知道她是有选择的，她自己如何选择都可以幸福，关键是她是否相信。她觉得跟不喜欢的那个类型的人结婚，就不会幸福，但她现在还不愿意去接受婚姻和爱情统一的思想，所以，她一直纠结在婚姻之外。

催：于是您一直在反复地告诉他，她是可以去选择的，她有这个选择的权利，是这样的吗？

潜：是的，幸福和婚姻都是可以选择的。她要接受一种统一的观念，就是跟相爱的人结婚，是可以幸福的。

催：最后，您还有什么话要跟我说吗？

潜：你还需要继续努力，不是你做得不好，只是需要继续努力。应该更放松，不要太刻意。

催：好的，谢谢您的建议。

催眠师说

金萍为什么一直没有结婚？答案很明确：她不相信美好的爱情可以在婚姻里继续存在，不相信圆满的婚姻里可以有美好的爱情。在她的世界里，爱情和婚姻没有交集，但她又不放弃任何一端，强大的信念系统让她情感生活一波三折。

我们处处可以看见在主轴的人生信念上自相矛盾的人。比如有人认为：不忙的工作就一定没钱赚，有钱的生活就一定是忙成狗！持有这样的信念的人，不是累就是穷，左也悲哀，右也仓皇，因为他就给自己的人生画了这么一条线。

在小事上，有人也经常把自己逼入两难的境地。朋友聚会 AA 吃饭，到了地方才发现，嚯，太高档了。这顿饭吃得五味杂陈。吃吧，太贵了，有种被割肉的感觉；不吃吧，临阵脱逃，颜面何在？朋友看出他的纠结，大手一挥要请客，这时，新的纠结又来了：让别人买单就会让自己没有尊严，自己争一口气付了账，半个月的生活费就打水漂了。总之，进也悲壮，退也艰难，浑身不自在。

人啊，为什么只给自己设定哪个都不好的选项，逼得自己搓手徘徊，不得不选呢？

距离与真爱

引子

完全是巧合，给佳楠做催眠的这一天，正好是她的阳历生日。一岁年纪一岁心，她希望能用这样的一场催眠，认识自己，帮助自己成长。之前也有个案，特意把催眠安排在生日前后，把催眠当作送给自己的礼物，进行一次完全属于自己的时空旅行，在催眠中发现那个真实的、有力量的自己，然后，换一种心情继续前行。

佳楠的这次生日大礼包中会有什么精美的礼物呢？

一 与个案面对面

佳楠是国内知名大学的老师，先生也在同一所学校任教，是一位优秀的青年教师。佳楠走到我面前的时候，整个人完全处在焦虑之中。最直接的一个原因是她的先生被学校选中，作为访问学者要出国交流学习三年的时间。

佳楠与先生相识相伴十多年，一直恩爱有加，连上班下班都是一起开车或坐同一趟校车，可以说是形影不离。她完全不知道未来的这三年，不在一起的生活要怎么过下去，两个人的感情生活是否会发生变故孩子还没有上幼儿园，三年缺失父亲的陪伴会对孩子的童年有什么影响？虽然公婆看孩子尽心尽责，但是公婆都是从农村过来的，顽固保守又执拗严苛，同在一个屋檐下生活，这两年的委屈已经让她不堪重负。她不知道先生不在，与公婆之间缺少这一层的润滑剂之后，日子会怎么过下去？

各种因为先生将要出国引起的生活变动让她不敢想象，闭上眼睛也全是黑暗与慌张。但是，她要是以这些理由去反对先生出国，放弃这次机会，好像又有些可笑。她身边所有的人都觉得先生公派出国深造，是件求之不得的好事，只有她心里对未来有无法把握的恐惧。随着出国的日期越来越近，她的焦虑越来越严重，已经影响到了她的心情、工作和健康。

谈完眼前的主要问题，佳楠谈了她成长的经历和自身的困惑。她说，自己结婚工作之后，离娘家和婆家都不算远，只是省内的三个不同的城市而已，但她总有一种远嫁他乡的孤独感、无助感，特别是过年过节去婆家的时候，古代女子"远嫁"的各种伤悲情绪如影随形。

这种受伤的感觉，在与公婆的相处中，被无限地放大，感觉自己做什么事，都被婆婆看不顺眼，都会被婆婆指责批评。她举了很多的例子，比如自己扫地的时候，喜欢从里边向门口扫，这事就婆婆骂过很多次，婆婆认为这样会把家里的福气都扫出门外了。买一件没有领子的白衣服穿也会被婆婆骂，婆婆说这样的衣服不吉利，像丧服，会诅咒家里的老人早死。为了这些莫名其妙的问题，她不知道被责怪过多少次。

从佳楠问题清单上那清俊的字体中，我可以想象一个知识渊博、谈吐优雅、被学子们倾心爱慕的女老师，站在三尺讲台之上口若悬河、恣意挥洒的场景，却很难想象她在家里是一个受着"封建婆婆"的气，还忍气吞声，不敢还嘴的"小媳妇"。

她说，她真的很害怕被批评，很多时候就是因为有婆婆在家里，她会战战兢兢、毛手毛脚，犯过小错误后又会招来一顿"指教"！但是她也知道，婆婆心地善良，心里没有别的，起早贪黑地带孩子，省吃俭用地照顾家。要说没有婆婆，她也不能这样在家里有吃有喝的、在单位踏实工作。唉，家家都有本难念的经啊！

想想婆婆让她委屈，想想妈妈，又让她心疼。60多岁的人还在没白没黑地干农活，别人家不种的地都揽过来种，拼了老命也要给弟弟在城里买房子，而弟弟却各种的不争气。自己节省下来孝敬妈妈的钱，妈妈舍不得花，回头都偷着塞给弟弟，转眼却被弟弟糟蹋尽了。

说起自己来，她对自己也有些不满意，总觉得自己不够优秀，不够自信，做事情不够专注，效率不高。为人总是太热情，太善良，付出了很多，却经常受伤。

唉，说多了都是泪啊。看似幸福成功的生活，看透这些外在的可以用标准来衡量的硬件，谁的内心没有痛点与泪点呢？躲也躲不开，还不如直接面对吧！

二　情景回溯

我无法设想这么多的问题在催眠中如何一一展现答案，我也只能顺着潜意识的流淌，陪伴佳楠一点点去寻找。

情景一：见到已经去世的爷爷奶奶

佳楠看到了去世的爷爷奶奶以及他们生活过的老屋、院落，院子里的那棵枣树枝繁叶茂，跟她印象中的一样。而爷爷和奶奶都是年轻时的模样，是佳楠的记忆中没有的样子，但是，一看就知道是爷爷奶奶。他们的身体还很健康，他们在劈柴、烧饭，在普通的农家小院里过着幸福的农家生活。爷爷奶奶见到佳楠长成大姑娘了，也非常地开心。

情景二：在家族传承中找到自己的力量

佳楠看到了去世的外曾祖母和外曾祖父。佳楠出生时，外曾祖父已去世很多年了。但在催眠中，佳楠却真实地感受到了外曾祖父的存在。他性格爽朗，形象伟岸，一身正气，充满睿智，特别像古代大宅门中德高望重的一家之主。

佳楠一直觉得他们就是自己今生灵性的来源，她从他们那里遗传和继承了若干优秀的基因，她一直为自己的外曾祖父家族感到骄傲和自豪。他们跨越时空，再次相聚，一起谈笑风生，没有离愁别绪，只有祝福和鼓励。

佳楠还见到了自己已经去世的姥爷。姥爷善良、正直、多才多艺，虽然不喜欢繁文缛节，但对孩子们要求甚是严格，他教佳楠拉二胡、写毛笔字，鼓励佳楠认真读书。

现实生活中，姥爷是饱受病痛折磨去世的。姥爷去世后，佳楠并未因此痛哭流涕，反而觉得姥爷的离开是解脱，从此不必再受病痛折磨。佳楠在催眠中看到自己的姥爷很健康，看着佳楠时的目光也多了一份柔和，多了一份不舍，不再是印象中那么严格、刻板。

情景三：法国的同性恋前世

佳楠回到了从前，看到了埃菲尔铁塔。他生活在法国一个小镇，大概是十七八世纪，小镇古朴、简单，大街上来来往往的马车，行人都穿着法式风情的着装。他是个 20 岁出头的法国男孩，穿着夹克，金发碧眼，非常调皮，吹着口哨，满大街上玩儿。他的家是一个二层的小楼，初冬时节，家里烧着壁炉，屋里很暖和。客厅的桌上铺着绿色的桌布，妈妈在做家务，父亲在从外面背了一筐柴回来。（这个父亲是她今生的公公。）他和他的妹妹趴在窗边，看天上繁星点点，聆听夜幕下大自然的虫鸣鸟叫，一切都是那么简单、快乐、富足。（这个妹妹就是佳楠今生的妹妹。）

有一天，他与一个女孩结婚了，但这个女孩却不是他自己钟爱的人——因为，他喜欢的人是一个男生！（男生是她今生的先生。）他躲不过世俗的禁锢，只好顺应父命和不喜欢的女孩子组建了家庭。虽然他的妻子很爱他，包容他，还生了两个孩子。一个儿子（儿子是她今生的表弟），一个女儿。但是他却一直不快乐。想起那个男孩子，肝肠寸断。

他记得当年他们分手时的情景：河边一棵树下，他和那个男孩执手相看，泪眼婆娑，无言以对。跨过时空，佳楠都能感受到俩人爱得纯粹、圣洁，没有掺杂任何世俗的污染。最后，他看着那个男孩背着行李包，即将远行，两人心痛欲碎。不过，他们之间并没有彼此怨恨、指责。那个男孩子告诉他：真爱不会因时间和空间而改变。时间和空间都不是问题！

直到生命最后一刻，他也没有全身心地把爱交托给自己的妻子。临终前，他走得很平静、很祥和。他看到自己满头银发，躺在床上，身边是哭泣的妻子和孩子。他说，他对不起自己的妻子。

但他明白，自己真的不爱她。尽管她一生为他无怨无悔地付出，他待她也不错，但那不是因为爱，是出于愧疚。他在临终前很后悔自己没有坚持自己，再勇敢一点，与自己最爱的人在一起，一生一世。在临终前，他深深地感觉到，他对不起妻子，对不起爱的那个男孩，也对不起他自己。

情景四：宋代教书先生的一生

佳楠回到了宋代。那一世，她仍然是个男人，还是个教书先生。他相貌清俊，诗书满腹。在西子湖畔的学堂里，他与学生们一起背诗读经，书声朗朗。他淡泊名利、潜心求知。然而，不求名利却功名自得。

他晚年进入京城，为王公贵族的子弟做先生，德高望重。他那一世，是母亲历尽苦难供他读书，培养他成才。（母亲就是她今生的婆婆。）母亲一生不易，勤俭节约已经根深蒂固地根植于她的灵魂深处。母亲对他的要求相当严格，后来随他一起在京城生活，生在富贵之中，却不改勤俭质朴的生活本色。

情景五：看到自己与朋友在一起

佳楠看到似乎是民国时期，自己是一名男生，他和一位同学，也是他的好朋友一起求学读书、一起外出游历、一起坐而论道的场景。他们相识多年，他一直跟随着这位朋友，对他无条件地信任与支持，为他喜，为他忧。然而，他不曾想过，有时过度的信任与支持，无形中也会给对方造成压力。当那位同学想停下来休息一下的时候，却生怕辜负了他的期待，这让他的同学感到很累。

佳楠非常坚定，民国时期的这位同学，就是她今生的好朋友。她们今生还在重复着这种模式。

三　与潜意识对话

潜意识为什么会呈现这五个情景给佳楠看，一定会有潜意识的深刻用意。解铃还须系铃人，催眠师请潜意识来解读这些故事，并为佳楠回答问题。

催眠师问：为什么要让佳楠看到情景一？

潜意识解释说，这个情景是来回答她的问题：为什么总有远嫁他乡的孤独感。佳楠的奶奶去世时，佳楠正在远方求学，家人对佳楠隐瞒了奶奶去世的消息，导致其未能回家为奶奶披麻戴孝。这么多年来，佳楠对奶奶的思念始终无法释怀，也不能原谅没有参加葬礼的自己和隐瞒这一消息的家人。

佳楠的爷爷生前非常疼爱她，佳楠对爷爷也是非常孝顺，祖孙俩感情十分深厚。后来爷爷病重瘫痪在床多年，佳楠在外地读书、工作，虽然一直想常回家看看爷爷，为爷爷买个轮椅和助听器，但当时佳楠的经济非常拮据，没有钱可以回家，也一直没有买早就想给爷爷的礼物。佳楠没有想到爷爷病情急转，突然离世。这让她背上了情感的包袱，一度自责内疚不已。

直至今天，佳楠都不能原谅自己。尽管佳楠有一个在外人看来很幸福圆满的家，有一份轻松稳定的工作，但在佳楠看来，对自己最爱的爷爷奶奶，都没有养老送终，自然生出远嫁他乡，不能在父母身边侍奉父母，生死无常、转瞬虚妄的感觉，让她无法安享她现在拥有的幸福。

潜意识让佳楠看到爷爷奶奶生活得很好，对她没有送终一事，并没有丝毫埋怨，看到她反而很开心很快乐，他们对佳楠说了很多话，希望佳楠不要再纠结，要快乐幸福地生活！因为今生的、当下的生活才是重点！这让她了结了对父系家族长辈的愧疚之情。

催眠师问：为什么要让佳楠看到情景二？

潜意识解释这一场景说，姥爷离开，佳楠未曾流泪不代表没有感情。相反，对姥爷的敬重超过了思念，这份敬重是刻在骨髓里的，也化为佳楠今生的力量。姥爷在佳楠心中从未离去，一直活在她的心里。

佳楠有这样优秀的祖先，是值得骄傲的事情。佳楠本身也传承了她祖先的智慧、大气与仁爱的品质。潜意识让佳楠在感到祖先优秀的同时，看到自己血脉里的品质和智慧，从而相信自己，勇敢做自己，相信自己有能力去做自己要做的事情，并有能力把事情做好！

催眠师问：情景三是想告诉佳楠什么？

潜意识解释说，展示这个故事是想让佳楠看到她与她先生的爱情，早已超越了今生，是几世的缘分，这让佳楠感到安全，放下了担心，不会因为出国几年的分离发生感情的变动。

而且，潜意识几次提醒佳楠，在爱面前，时间和空间都不是问题，只要心在一起！这一生一世，要好好地相爱，不要把光阴虚度在无聊的猜疑与杞人忧天上。

潜意识同时提醒佳楠，做一个好妈妈、好妻子、好女儿、好儿媳是需要能力的，佳楠今后要注重这种能力的提升。爱家人，要用适当的方式表达和展示出来。往往是心里有爱，一做出事来、说出话来，就变了味。别人不满意，自己还委屈。

催眠师问：情景四是想告诉佳楠什么？

潜意识展示这个宋朝教书先生的一生给佳楠，是要解决佳楠两个方面的困惑。一是对于工作的纠结。她总是患得患失，想得多，做得少。而在那个教书先生的一生中，只是按照自己的喜欢去教书，读书，晚年却是功名自得。

这个故事对佳楠最大的启示是：用心读书，而不要带有功利目的去苦读书、死读书。淡泊名利，踏实工作，才会不求功名而功名自至。对于同事、工作以及各种考试、评奖，佳楠总是想得多做得少，反思浪费了好多的心思和精力。

其实心在一处，把当下的事情专注地做好，就一定会有更多收获。不要把时间浪费在去抱怨、质疑与指责中。总之，就是要做好当下的每一件事情，就在当下，不纠结过去，不担心未来。

解决的另一个问题是与婆婆的关系。这个教书先生的母亲的角色，就是佳楠这一世的婆婆。看到这一点，佳楠当下就明白了，为何今生她的婆婆对她要求那么严格，而且，好好的日子却过得那么清苦、刻俭。看到教书先生的母亲生活的场景、母亲对儿子的呕心沥血培养和无限期待时，佳楠蓦然感受到很多细节背后的爱，这让她对很多委屈的往事有了一份新的理解。

催眠师问：情景五是想告诉佳楠什么？

潜意识语重心长地对佳楠说，与朋友交，首先要做自己，而不要"盲从"，过度的信任会给朋友带来无形的压力。要多读书，和对方一起成长，彼此敞开心扉，分享喜悦，也袒露脆弱。只有共同成长，敞开心扉，才能让这份友情走得更远，让彼此从这份友情中收获更多。

对朋友 L，潜意识要她以后多学习 L 的优点，同时也要敢于表达自己的想法，与其共同成长；要多读书，提升自己，多给朋友正面的引导和建议，而不要总是向她抱怨自己的生活琐事，抱怨只会彼此消磨。

对朋友 D，潜意识建议她今后应坦诚沟通，去祝福对方，而不是纠结于过去的孰是孰非。佳楠在成长过程中会有很多遗憾，小纠结，也曾无意中给别人带来伤害。把这些都放下，不要再去自责与指责，不要陷在过去之中，一切都会好起来。对于过去的事情，不要再追问值得不值得。

对于妈妈，不要纠结妈妈为弟弟付出太多、太辛苦。对妈妈来说，所有为儿子的付出都是一种幸福，那种幸福是她所体会不到、理解不了的。只要她愿意，就随她吧。

四　余韵尾声

催眠之后的一段时间，佳楠反馈说，她最近心里很平静，看书和工作的效率提高了很多，思维得到了无限的拓展，她觉得自己能够用心一处了。

四年后，再次与佳楠联系，谈起那场催眠对她的影响时，佳楠告诉我，一直到今天，她一直认为当年的那场催眠是今生最有意义的一个生日礼物。四年过去了，当时催眠的场景仍然历历在目。潜意识在短短两个小时内呈现出巨大的信息量。

四年来，"真爱不会因为时空的改变而改变""信任""放下""宽恕""接受"等信息已然在她的内心深处种下了种子。潜意识给她展示的几个场景，时时温柔而有力地冲击着她的内心，将包裹在心上的一层层忧虑、抱怨、悔恨等情绪层层剥离掉，让心灵重归澄明。

她逐渐学会了放下过去，悦纳不完美的自己，也开始感激每一段相遇，甚至感激那些曾带给她伤害与困扰的人。她终于明白，身边的每一个人，经历的每一件事，都是来帮助自己成长的。

她说，潜意识像一个顽皮的智者，引领她在不经意间发现了开启智慧之门的钥匙。自己从那时开始把目光从纷扰的外在转为内视，无论外界喧嚣几何，心湖平静依旧。她说，这些年，虽然生活中也会出现新的问题，但是她会学了从一个更高的角度去看待问题、解决问题。遇到自己不理解、看不懂、受不了的很多事，她会告诉自己，这一定是有道理的，只是我还不明白。

我想，一次与自己心灵的对话，能带给她这些感悟，就够了。

催眠师说

这次催眠展现了一个女人方方面面的关系，与祖父母、与父母、与公婆、与先生、与自己、与朋友、与弟弟、与工作、与读书。其中，有遗憾、有委屈、有担心、有不甘，谁的人生不是这样千丝万缕而又五味杂陈的呢？

最让我感动的是这句话：对于过去的事情，不要再追问值得不值得。我们对于过去有各种的情绪，都是因为我们在衡量与评判过去的付出与所得。觉得超值就会有愧疚，就会有遗憾，就会有留恋；觉得不值就会有委屈，就会有不甘，就会有犹豫。不管怎样，过去已经过去，不要再去追问，只要在心里轻轻地放下，放下过去，也放过自己。

清风吹过，云破月来，澄江如练，一碧万顷。此心光明，亦复何言？

续文
活出女人的"风情万种"

在一次催眠中，潜意识告诉个案，女人要活出"风情万种"的姿态！"风情万种"就是让自己彻底地绽放，全面地绽放，只有这样，才会与真实的自己相遇！好一个"风情万种"！！！我愿意为"风情万种"四个字再多说几句！

做催眠师这些年，我接触到了很多个案，也会以催眠师的眼光来旁观一些事。我发现很多人的问题就在于"始终一面，不肯变通"。

在公司里，是女老板，精明强悍，回到家，也改不了这张脸，一副女强人的姿态，盛气凌人地面对老公和孩子，于是亲密关系出现问题了。

在家里是父母手里的掌上明珠，事事被包办，在学校是老师眼里的优秀学生，自然会得到额外的照顾与包容，等离了家，毕了业，走向社会，便总嫌领导对自己不重视、太挑剔，总嫌同事对自己的指导没有耐心。

究其原因，他们都把自己限定在一个固定的角色里，不肯变通，或者叫不解风情。

真正的好演员绝不是一张脸、一个姿态、一种语调、一贯性格，他们都是演什么像什么的，学什么是什么，而且，他们都愿意努力去突破自己前一个成功的角色，转身去演绎一个与之有大跨度、大差别的人生。

其实，我们也是自己人生剧本的演员。我们在地球这个大游戏场里，生活就是一幕大戏，我们是一个人，但我们在分演不同的角色——在老公前面是妻子，在孩子面前是妈妈，在父母面前是孩子；开车时是司机，讲课时是老师，登山时与山同在，游泳时忘情水中，读书时神游在字里行间……我们真正地把当下的每一个角色都发挥得淋漓尽致，处在什么关系之中，就要做这个角色要做的事，说这个角色的台词，离开此时此地，就转换成另一个角色。等到有一天要离开世间，也会干干净净，了无牵挂。当然，我们不知道我们人生的脚本，所有的一切都需要我们的超常表现，临场发挥！一定要强调的是"临场"才能"发挥"，不是说着古圣先贤的话，不是说着俗语套话，也不是从书本上学来的话，那些老台词，多少人没有意识地一遍一遍地说，把别人说多了的话，当成自己的口头语。可能那一刻连自己都不懂，都不信，就顺口说出来，谁乐意听呢？

要说的，就是"临场"的此时此刻，自己的心里流出来的话，不压抑，不扭曲，是由心而发的感慨感悟。"到哪座山，唱哪里的歌。"那样的话，才会有生命力，有震撼力。

所以，只有我们时刻处在当下，处在不同的时间、地点、关系中，说不同的话，做不同的事，扮演不同的角色，时刻觉知自己，觉知当下，不以过去、曾经、昨天和刚才的角色丝毫去影响此刻当下的心情与状态，这样，此刻的我们才会或磊落决断，或悱恻缠绵，或端庄贤淑，或俏语娇嗔，或古怪精灵，或楚楚怜人，这样的女人，怎不是"风情万种"？

忽然想到"君子不器"这句话。如果我们只能扮演好一种角色，只能做好一件事情，展示出一种姿态，那么就沦为了"器"，于"道"远矣。我们不是要成为什么样的人，而是成为我们自己！而我们自己，是无限丰盛的存在，是"风情万种"的女人！

写给女人，同时，也给男人！

抬头，仰望灿烂星空

引子

　　给伊然做催眠纯属偶然。

　　元旦前，一个微信群里要组织聚会，地点离我工作室不远，群里有几位心仪已久却未曾谋面的朋友已经报名了。天时地利人和，还犹豫什么？！我报了名，伊然也报名了。

　　她是群里我印象比较深的一位美女，微信的头像是标准的明星脸，昵称是一大堆字母串起来的一个我不认识的单词。她的朋友圈里，不是秀她的窈窕身材，飘飘长发，就是晒她吃甜点、逛商场和陪孩子的幸福生活。我对她有些大概的了解，北京人，后来在美国留学很长时间，现任一家跨国公司的高管。

　　我是打算参加聚会去的，没想到做了一场催眠。

一　与个案面对面

聚会那天，伊然穿着暗灰色的连衣裙，涂着亮色口红，美艳而忧郁。我跟她打了个招呼，挨她坐下。寒暄过后，伊然跟我聊起了她的儿子。七岁，去年刚上了小学，处理人际关系的能力让伊然头疼不已。不外乎在公众场合大吵大闹，沟通不顺利的时候会诉诸武力，不会照顾别人的感受，比如在其他小朋友认真唱完一首歌后，他会说：你唱得真难听！——我觉得这些都没有什么，很正常啊。

继续聊下去，她与她先生的关系也是表面看起来相敬如宾，其实也颇不如意，总觉得他不是自己爱的那一款。与父母的关系也不如她所愿，父母总是看不到她的好。

与领导的关系也有些紧张，她说她总觉得自己猜不到领导的真实意图，很多事情尽力去做还是没有得到领导的肯定。这些年来，表面上的成功和风光更让她感到深深的孤独。

没有人相信她很痛苦，别人总会觉得她在无病呻吟。

没想到伊然会跟我聊这么多！我看到了她的低沉与伤感，看到了她的茫然与无力。我引导她从表面的儿子的交际问题看到自己的问题，因为孩子身上的问题，很多都是家长问题的呈现。

她反思说，她是觉得别人都要像她预期的那样去说话去做事，如果不在她的预期之内，她就会焦躁不安。我很高兴，她终于开始向内看了，把关注点转向了自己。

聚会正在进行，大家开始张罗着吃饭了，我才发现，我们已经聊了两个多小时了，虽然与热闹欢庆的聚会气氛有些不搭，却踏实、走心，如同一次量子催眠的面谈。

已经开始上菜了。伊然说：要不这样吧，你给我做一次催眠吧。我看了看周围的环境，说：走，去我的工作室！

二　与潜意识对话

在我的引导下，伊然很快进入了催眠状态，时空穿梭，场景出现——

展现在伊然面前的是一个混沌的世界。在这里，时间不存在，也没有上下左右之分，感觉不出是在水里、陆地上还是太空中，像是在果冻或气泡里面。周围没有颜色，没有声音，也没有情感，一切枯燥而重复。但是她能感觉到自己的存在，能感觉到自己的身体，有时庞大无边，也有时细小轻飘，一切的移动都是缓慢而无力的。

我几次带她穿越时空隧道，但是她感觉时空隧道以比她更快的迅速延伸，她在其中无论怎么移动都不能从这个场景中离开。好不容易从时空隧道里出来，就进入另一个大致相同的混沌世界。

我正一筹莫展，潜意识主动接替伊然的意识，出来说话了：这就是她现在的世界，混沌而单调，只能待在那里，没有别的选择。（我当时一惊，一个坐着飞机满世界飞，体面又风光，开个会都要去迪拜的伊然，她的世界怎么会是单调的？后来才明白，这是她的内心世界。）

我趁机开始跟潜意识讨价还价：能否展示一个不同的世界给她看？

潜意识说：那将是一个不同的时空，看她是否愿意去看了。如果一个人习惯了一个世界，她很难去看到另外一个世界。（我想，还真的是这个样子的，如同一个人相信人性是恶的，很难看到人生中闪光的地方。后来伊然跟我说，在混沌世界的时候，她努力要去看到一个有颜色的世界，但是看不到。）

我穷追不舍：您给她展示了，她才有选择，才知道更喜欢哪一个啊！

潜意识同意了。于是一个五颜六色、丰富多彩的世界开始出现，有新鲜，有快乐，有速度，有刺激，目不暇接，眼花缭乱了。

潜意识一边展示画画，一边跟我解释：

"这个时空对应着一种快乐的生存状态，她刚来到这个时空，现在看得有些眼花了。在这里，有太多她从来没有体验过的东西，随时都可以去尝试。她可以在这个时空里不断地去丰富和完善自己的体验，体验是没有限制的，是自己的选择。"

在原来的世界里，其实只有她自己，只有她自己的感受。她在关注别人的时候，也只是在关注别人的行动是否符合她的预期。如果别人的表现不在她的预料之内，她便痛苦不已，自我攻击，或攻击别人。

曾经有一段时间，她也决定要改变自己，要带着爱与家人相处，但是她觉得，装作这样对她来说会很难，只能坚持十分钟，最多是半天的时间。为什么呢？这是因为她还处在一种封闭的状态，她不是在看自己，就是在看别人，她没有用眼光去发现和探索这个丰富的世界。

潜意识继续说："其实，世界是无限丰富的，但是你不去体验，你的世界就永远是单调的。她需要让生活更丰富一点，看到的东西更多一点。首先她要有个愿意，当你有这个愿意和想法后，还需要打开自己，去尝试，去体验，去感受。现在，她看到外面丰富多彩的世界了，她会被周围的风景吸引，她的心思就不局限在自己一个人身上了。

"她会不再把自己封闭在一个狭隘黑暗的空间里，在那里，能量不能很好地流通循环，所以她的肠胃一直不太好。如果她让自己处在一个很广阔的世界里，一切都处于打开的状态，她的感觉就会完不一样了。

"她想看到不同的风景，她需要去探索，她需要到达到那里。只是待在原地抱怨风景的单调是没有用的，那么多的风景在那里，如果你不去看的话，那么外面的世界其实就是没有颜色的。

"她把自己关在心门之内，总在说我想怎么样、我要怎么样，怎么可能实现呢。想要看到和真正让自己走出去是完全不同的两个层次。（催眠师忽然感觉到，现场的能量转换到了一个新的状态。）好的，她现在渐渐适应了这个丰富多彩的世界，她自己平静下来了，学会享受周围的风景了，也允许别人跟她一起看风景了。"

潜意识开始大段地描述伊然看到的画面，并借景发挥，语气连贯，语调慷慨，情绪激昂：

"夏天的夜晚，你和一群人坐在草地上，仰望星空。你在那里被繁星的灿烂、太空的辽阔以及宇宙的浩瀚所震撼，甚至屏住了呼吸。你完全不在意你身边挨着的是谁，你甚至忘记了自己的身体。

"这时候，你完全不会想到去挑剔别人、攻击他人，甚至你完全忘记了生活中的琐事，因为你完全沉醉在美好之中，专注地享受，感叹都还来不及呢，哪有闲暇旁顾？你（伊然）需要找到这样的一种感觉。

"这时，你和大家都在朝一个方向看，都在仰望星空，所有人都在关注他们感兴趣的事情。你们都喜欢仰望星空。你们之间的关系，是坐在同一个地方看同一处风景而已。

　　"星空太美好了，跟谁一起看就不那么重要了。你要用眼睛向外看风景，对方也是向外看风景，而不是相互地去看，如果大家都相互地去看，就看不见风景。

　　"这个时候，你感受到的，不是个体之间的关系，不是人群之内的关系。你不会在意他说了什么，你说了什么；他高不高兴，你高不高兴；不是你看着我，我看着你；你指责我，我抱怨你。这时，超越了人与人之间的恩恩怨怨，淡化了你与我之间的是是非非，因为这不是你该去纠结的事，这不是你的目标，所有人都要欣赏头顶上的风景，这是他们各自的目标，也是共同的目标。

　　"是向上看，而不是相互看。欣赏这美妙的风景都还来不及呢，哪能顾得上看别人呢！

　　"这时，你不会介意谁从人群中起身走开，又有谁加入了进来。身边的人是变了，但那片迷人的风景持续带给你美好的感觉，让你享受其中，无限陶醉。人的来去，丝毫不会影响到你看风景的心情。你只是去看你的就好了。

　　"如果你忘记了专注于给你带来美好感觉的事情，只是左右去看人。看这人对你说了什么，看那人对你做了什么，谁抱怨了谁，谁伤害了谁，那么，你看到的世界就满是无聊、丑陋甚至恶俗，我们为了看人而错过那些美好的事物，是多么可惜。

　　"如果你厌倦了此处的风景，你尽可以起身离开，找另一处你爱的风景去看，找另一个可以给你美好感觉的方向去投入。

　　"如果你全身心地去看另一片风景，你的周围渐渐也会聚拢来一群与你

177

志同道合的人。不同的人在一起，彼此分享，相互启发，其乐无穷。

"不过，就是暂时没有人陪伴也无所谓，因为你一直醉心在那片风景上，无暇旁顾，享受美好是我们最高的目标和利益。"

三　山外青山

听完潜意识的这段话，我无限感慨。忽然明白，人生中的很多烦恼和困惑都是因为旁顾左右地去看别人，而没有仰望灿烂星空，没有把精力持续关注到那些让自己感觉美好的事物上。

我的一个朋友是家里的老二，她总觉得父母太尊重大姐，一直在她面前炫耀大姐的独立，大姐的优秀，同时又偏袒小弟的无能，再没出息、再不争气也是父母的心头肉。自己就在这二者中间不受待见，左也不是，右也不是，做什么都会被挑剔，整个家里就容不下她。

我想，她只是看到一家之内父母对姐姐和弟弟的好，比较父母给予谁的多，给予谁的少，那么，她都没有精力再去看到父母对她的爱，无心去感受一家人在一起的温情与美好了。

另一位还在学校读博士的朋友跟我说，她前一段时间进了小学同学的微信群，举目四望，发现无人可以言说。大家转发的黄段子和恶搞的图片让人忍无可忍。她私下里把暗恋多年的班长加为好友，想与他叙叙旧，谈谈心。两句话不到，发现当年她心中的男神已泯然众人矣。

她特别沮丧，跟我说，还不如不建这个群，她还对当年的同窗情谊保留一点美好的回忆，这个群将她在人心险恶、物欲横流的现实生活中最后一点单纯的思念和寄托撕得粉碎。承认这些老家的发小是她的朋友呢，她有些嫌弃他们了；不承认呢，她又觉得原属于她的东西要割舍下了。拿不起，也放不下。

我想，如果她一直仰望灿烂星空，专注美好事情，就不会在意谁从她的生命中离开，谁又走了进来，缘聚缘散，无需伤感。

曾经一群有梦想的年轻人，为了共同的梦想合伙创立了公司。其中一个朋友经常跟我抱怨，老大总是好大喜功，不切实际，老二总是耍小聪明，占小便宜，老三人挺好的，却思维陈旧，故步自封。渐渐地，大家没了桃园结义时的兄弟情义，也不见意气风发、壮怀激烈的豪情。除了抱怨，就是哀叹。

我想，如果此处的风景已不让他心动，他完全可以换一个地方换一处风景，为什么总在这里唉声叹气？当初聚在一起，是为了共同看风景，后来，他忘记了远方的风景，只在左右看人了。

……

四　余韵尾声

新年到了，我给伊然拜年，问她近来如何。她说最近看了一篇文章，内容大概是：生活中总有一些问题出现，如果你不是钻到问题里面，而是继续自然地过生活，生活的节奏就像河流一样滚滚向前，那些小小的漩涡会被裹挟着，转眼间不复存在。

如果钻到问题之中，无限放大，很多时候就卡在那里，过不去了。她说，她感觉跟催眠中看到的一群人专注地仰望星空、无暇旁顾是一个意思。

伊然说，她已经带着儿子出发去巴厘岛看风景去了。她说，这些天跟儿子在一起，感觉很开心。我忽然心生羡慕，想啊，等孩子们再大一些，我也带着两个女儿满世界溜溜达达看风景去。

现在我的小女儿已经八个月了，如果你在她的前面放一个颜色鲜亮的，或者有声响的玩具，她就会奋不顾身地爬过来。嗯，她的那些姿势很难界定，只能勉为其难地统称为"爬"。反正就是扭一扭，蹭一蹭，再蹬一蹬。有时，一只胳膊已经向前面伸出去很远了，另一只胳膊还拖在后面。在通往玩具的路上，她免不了会嗷嗷号叫几声，或者忽然停下来，以头抢地，先歇一会儿，然后再出发。不管路上有什么障碍，或者什么危险，她都会矢志不渝，勇往直前。总之，她会用尽各种姿势，产生一定位移，然后拿到玩具，最后心满意足地放到嘴里啃起来。

我想，或许对她来说，那一刻满世界就只有那个玩具存在。而那个玩具就是潜意识教我们专注仰望的灿烂星空，让我们去醉心欣赏的美好风景，是值得我们忘却左右、倾情投入的目标。

潜意识说："先不要去花费精力去解决面临的问题，而是集中精力去体验那些美好的事情，做没有做过的事情，就会很有意思。"即使在这个过程中，可能会有一些小小的障碍，小小的麻烦，但如同我的小女儿一样，只要心存美好，心有方向，过程都不是问题。

催眠师说

伊然说她之前被催眠过两次，第一次催眠，她看到自己是一只仙鹤，最后被其他动物咬住脖颈而死。第二次催眠她是一只凶猛的狮子，它竟然咬死过一只仙鹤。潜意识解释之前的两次催眠说：她是仙鹤的一生告诉她嗓子一直不好的原因。从仙鹤转换成狮子的不同感受告诉她，在做了公司的高层领导时，一定要在意公司里小人物的感受。虽然你现在是狮子，你也要用你仙鹤的生命体验来理解公司底层的员工。

然而，这一次催眠，跨越了具体的角色与情景，直接让她体验仰望星空的美好，是因为她之前一直在关注物与物之间的相互残杀，人与人之间的相互角逐，现在是想让她换一个角度，大家都向上看，看着外面的世界，看着美好的风景，就不太会在乎人与人之间的这种关系。

当大家都带着憧憬和欣赏向上看的时候，就不会有这些担忧和顾虑。不管你是食肉动物还是食草动物，不管你是什么层级、什么关系的人群，如果大家总是仰望天空向上看，那么，终将建立起一种和谐相处的关系、共荣共生的环境。每个人都努力去体验周围世界的美好，还哪有时间去相互攻击呢！

每一次催眠，潜意识总会有本事针对个案当下的情况和问题的不同，找出最合适她的情景展示给她看，顺便再讲一番道理。

而且，潜意识在给很多很多人提建议的时候，无数次地强调让他们往内看，坚持自己的内心，关注自己的感觉，不要受别人的影响，不要太在意别人的态度，而他在这里告诉伊然的，却是让她从单调乏味的内心世界中走来，要她开始关注外面的世界，关注美好的事物，这是一个很有意思的不同。

爱人，从爱己开始

引子

前一天晚上，高婷给我留言，说自己很痛苦，不想再这样活下去了。凌晨三点，她又给我留了一条消息，说车票已经买好了，是最早的一趟火车，下午就能到北京了。

第二天早上，我才看到这两条留言。翻看了之前断断续续的聊天，虽然没有说她具体经历了什么，但表达的都是纠结与绝望。最后这两条留言，却是干脆利落，一改之前的风格。

我知道，从她买火车票的那一刻起，她的一切已经悄悄地在变化了。她义无反顾的行动已经直接地表达出她诀别旧生活的勇气和创造新生活的力量。

一　与个案面对面

高婷，身材匀称，长发及腰，穿着讲究，是走在街头绝对有回头率的那种女孩。

当她坐到我面前的时候，我看到的是精致的妆容下空洞的眼神，勉强的微笑，没有一种让人心动的美，却让人生出几分心疼。

高婷是家里长女，还有一个弟弟。在当地，也算是家境殷实的小康之家。高婷从小就是父母的掌上明珠，过的是吃穿不愁的公主生活。一切改变开始于初中时妈妈意外遭遇的那场车祸。

从那之后，妈妈的生活不能自理，爸爸集中精力照顾妈妈，生意自然是顾不上了，经济也渐入窘迫，往昔其乐融融的亲朋好友也渐生嫌隙。一切原来的生活秩序瞬间被打乱，她在最美好的青春期，从一个不谙世事的公主，开始遍尝人世的辛酸。

大学毕业那年后，她迅速地嫁给了一个大她十岁的男人。她说，现在看来，当时结婚的目的就是要逃离这个家，找一个可以给她支撑的人，找一个温暖的地方休息一下。

她无数次幻想过，这一切只是一场噩梦，醒来，一切还是她小时候的样子，她还可以跟妈妈撒娇，还可以骑在爸爸的脖子上，还可以跟弟弟一起疯玩到晚上回家直接可以吃上妈妈做的饭。

她说，她还在不知道什么是爱情的年龄，就选择了结婚、生子，其实只是她逃避生活压力的方式。还好，先生很爱她，孩子很懂事，自己也有做生意的天赋，经济条件越来越好。她的生活在别人看来一切都是顺风顺水，在她却越来越感到窒息。

她说，这八年，她从一个想要寻找家庭温暖的女孩，慢慢长成了一个想要体验爱情的女人。她觉得这不是她想要的爱情，这不是她想要的婚姻，这不是她想要的生活。直到有一天，她遇到了一个男人，再次点燃了她日渐枯槁的心。她开始内外焦灼，坐立不安。离婚？这个想法把自己也吓了一跳。她拼命地压抑这个念头，但是这个想法却越来越强烈。但是她不能说，她不能让父母知道她的这个想法，这样他们会为她担心的。

她不知道该怎么办，她觉得生活越来越压抑，自己做什么事都没有力量，她一次次回望总结自己的人生，发现从那次车祸之后，自己的人生一直是灰秃秃、阴暗暗的，好像一切都变了。

说到这里，我感觉工作室里的气氛发生了变化，高婷已经完全放松下来，潜意识已经趁机切入，开始工作了。我打开录音笔，记录下了之后的对话。

高婷：我突然想到，我是一个什么样的人，我眼里的世界就是什么样子的。

催：是的，你希望你眼中的世界是什么样子的呢？或者，你认为幸福的生活是什么样子的？

高婷：曾经和朋友一起聚会，说起这个话题。我说，我理想的幸福就是我身边的人都幸福，我无所谓。我是这么想的，看着他们都过得很幸福，我不幸福，我也会觉得很开心。朋友们觉得我这样的想法很可悲。

催：现在你觉得这个想法怎么样？

高婷：很可悲。

催：那么，现在有一个不一样的答案吗？

高婷：我想应该是做自己，能够从内心真的去接受自己，哪怕自己不是完美的。（必须给个案点赞，接受自己从接受自己不完美的地方开始。）然后每天都过得踏实，能够聚精会神地去生活，去感受生活，看到生活的美好，而不是一直飘忽不定。我现在状态就是觉得自己的生活还没开始，因为，我现在的生活不是我想要的。我虽然经历过婚姻、孩子这些大事，但是，我就是觉得我的人生没有开始。我希望我眼中的世界是美好的，希望身边的人都平安健康。

催：其实，关注身边人的幸福并不是错误的，而是有一个前提，就是自己幸福地生活着，然后，尽自己最大的努力，让别人也幸福。如果你觉得你的人生没有开始，那么从当下开始人生的话，你打算过一种什么样的生活？

高婷：每天早晨起来，精神饱满，充满力量。然后，能看到自己爱的人、孩子健康快乐。自己能做自己喜欢的事情，这样会每天都很充实。想玩的时候就可以玩一下，想笑的时候就可以笑出来。可以不去想那些悲伤的事情，因为那些事已经发生了，再悲伤也改变不了现实。

催：嗯，我觉得你很棒！你对未来生活的期望是从你自己开始的。你每天早晨醒来，看到一个充满爱的世界。而且我很高兴，你接着看到你跟所爱的人在一起。不要在乎你爱的人是谁，只要他是你爱的人，跟他在一起就好了。

先想到了你爱的人，然后才想到了你的孩子，这个顺序也是很好的。自己呢，有充实的工作，能聚精会神地干事情，然后娱乐休闲，轻松地微笑，这真的是一种理想的生活。

高婷：我要的生活很简单。我不是那种特别追求金钱或外在东西的人，只要心里踏实，我不在乎有多少钱，这些东西不能直接带给我幸福。幸福也不是金钱可以换来的。

催：自己幸福了，自己眼里的世界才是一个幸福的世界。

高婷：我突然觉得，我的幸福和家里人的幸福不冲突！（这个发现对她来说，无异于哥伦布发现新大陆。）

催：当然了，当然不冲突的呀，而且你的幸福会让家里的人更幸福。因为，家里的每一个人都是爱着你的，他们看到他们爱的人幸福，会给他们的幸福加分！对吧，他们希望的是看到你每天的幸福和开心，而不是看到你每天为他们操心、难过、受累。没有人喜欢别人为自己操心、着急、上火，你这样做也会对别人有压力的。

如果全世界都在为你操心，你是不是觉得活着很失败？如果你身边的每一个人都幸福了，你会不会更加幸福？同样，如果你幸福了，你会把这种幸福，传递给你的朋友、你的家人，所有爱你的人。

高婷：我以前总觉得，只有牺牲掉自己的幸福，才可以让身边的人更幸福。我渴望有一天，我可以幸福。

催：你当然可以幸福啊！

高婷：爱我的人都希望我可以幸福，就像我渴望他们可以幸福一样。（个案的脸上开始洋溢出笑容，那笑容如从心底开出的美丽花，是有根的。）

催：对呀，他们甚至会像你一样宁可牺牲自己的一些东西来成全你的幸福，为什么你会觉得你自己没有幸福的权利和理由呢？你说得太棒了，你的幸福不仅与别人的幸福不冲突，而且，你的幸福可以为别人的幸福加分。

高婷：我从来没有感到幸福过……（开始哭起来。）

催："今天不是永远。"记得这句话吗？今天不是永远，今天只是你人生的开始，如果以前没有开始的话，我想你的人生可以从今天开始，好吧？

高婷：（长叹……）对呀，人不一定是从哪一天开始自己的人生，我说的是真正的开始，并不是从出生之后就真的开始人生，懂得生活。

催：出生只是你身体的开始，开始呼吸，开始吃饭。但是灵魂的真正开始，我们也叫觉醒，每个人是不一样的，是从找到自己、认同自己的那一刻开始的！

高婷：我忽然好后悔呀！后悔对我家人的埋怨，对他们唉声叹气，后悔对孩子没有耐心。我爱他们……（哭泣）

催：他们也爱你呀。……你还有什么话想要说吗？

高婷：爱我的人知道我这么痛苦，他们也会很心疼的。我对不起他们！如果我爱的人这么痛苦的话，我也会很心疼的。（哭）我挺幸运的，有重新开始生命的机会。

催：……还有什么想说的吗？在我们开始催眠之前。

高婷：没有了，开始吧！

二　情景回溯

情景一：

我看到了一片花的海洋，五颜六色、各种各样的花朵。我走在花海之中，特别的舒服。在花海之中，我扬起头，就可以看到湛蓝湛蓝的天空。

忽然乌云袭来，马上就要下雨了。我要躲起来！我看到边上有一个亭子，我跑到亭子里去了。站在这里，雨淋不到我，但我特别害怕，害怕外面的那些花被雨淋坏。

我很难过，我大哭了起来。我不是为自己担心，我是在担心那些雨中的花。我觉得这样的一场雨好无情啊！说来就来，毫无征兆。雨好大，摧残了那么美丽的花。你不想让它下的时候，它还会下；你想让它停的时候，它不会停。……（个案情绪开始转变，从关注自己的感觉，到关注花的感受。）

嗯，那些花儿们都仰着头，很享受的样子。原来，这些花儿是需要这样一场酣畅淋漓的大雨。这场雨水，会让花更红，叶子更绿。……忽然我感觉特别的香，嗯？雨不下了，我感觉太阳出来了。我被花香再一次吸引到亭子外面。我正在张开我的双臂，拥抱所有的花儿。她们也欢迎我的再次到来。她们很愿意让我享受她们的香味儿，让香味儿滋润我自己。

（催：嗯，你可以试着跟花沟通一下，就说刚才下雨的时候，你在亭子里特别担心这场雨会把她们淋坏……）我不想说，我不想让她们知道这些不好的事情，我不想让她们知道我曾经为她们伤心过。看到她们现在的样子，我知道我的担心是多余的。我放心了，我看到她们很好，我觉得很幸福。她们真的很喜欢刚才这一场突如其来的大雨。

我当时怎么会知道呢，怎么会知道她们这么需要这场雨呢。我只是怕她们受到意外的伤害，怕她们被大雨冲走了根，冲倒在地上。我不害怕自己被淋湿，我可以重新晾干自己。我只是害怕这场雨在花儿不需要的时候到来，但花儿比我想象的坚强！

土地是黑黑的，被雨水滋润得更有营养了。花儿的根扎得更深了。那些花儿站在那里，她们虽然高低不等，但是在一起却是那么的和谐，让我看了满心欢喜。我希望我爱的人也能闻到这些花香，感受到我此刻的幸福。我好想让他们知道这些花有多么的香，让他们知道我是多么开心。

其实，我特别喜欢与别人分享美好的东西，让别人一起体验我的快乐，我会感到更加的快乐。我渴望我身边都是幸福，都是和谐。我从花丛中走过，有蝴蝶飞到了花儿的身上，花儿同样很喜欢蝴蝶的到来。

我在花丛之中，我也是花丛中的一朵花了。我把手放在一朵花的旁边，等待蝴蝶的到来。越来越多的蝴蝶来到了我的周围，停在我的身上了。我一动不动，我不想让它们感觉到恐惧，不想打扰到它们。

我看见花海的旁边是一个湖，湖的远处是一片大海。特别特别蓝的大海，海天交接的地方，好远好远。但是，这一切都好干净，好干净。

湖里的水是淡水，海里的水是咸水。它们离得并不远，但是，并没有因为对方的存在而改变了自己的味道。它们在一起好和谐呀，缺了谁都不够完美。有了咸水才知道淡水的味道，有了淡水才知道咸水的特点。

我对花儿说："你的旁边有池塘，你们渴的时候我可以给你们浇水。我会好好地爱你们的，因为你们给予了我芬芳。"她们好像在说："那我们会更加美丽，散发更多的芬芳，来回报你。"

我说："我不需要你们的回报，或者说并不是为了要你们的回报，我才会去浇灌你们的。那是因为我爱你们。"花儿说："我们也是被你的水滋润着，才散发出如此的芬芳，才会美丽，也不是刻意的对你的回报，是自然的流露。"一切都好和谐呀。

高婷明白，这个情景是想让她学会担心是没有必要的，是无谓的、多余的。真正的爱是不求回报的。

情景二：

我要去海边走走。我穿着漂亮的沙滩裙，赤着脚丫，走在沙滩上。沙滩是白色的，踩在脚底的感觉特别的舒服。海风吹过，飘起了我的长裙，吹起了我的头发。我很享受地吮吸着大海的味道。我看见了阳光，我好放松啊。一直走，一直走，每一个角落都有阳光。爱我的人看见我发自内心的高兴，他也特别高兴。我好轻松啊，可以忘掉岁月的烦恼，躺在沙滩上。我可以深呼吸，睡一觉。沙滩，多么享受啊！我觉得我好累呀，我需要休息了。(在催眠的过程中，经常会在场景中出现需要休息、需要睡觉的时候。在这里休息，可以很好地为个案修复创伤，提升能量。)

我想沉沉地睡过去，睡到自然醒，不会有人来伤害我。不会的，永远不会的。大海在保护着我，我爱的人在陪着我。我可以躺在他的怀里，安心地睡了，安心地睡了。……我睡得特别香，睡醒了之后浑身轻松。一切的事情都已经过去，醒来发现世界是那么美好。

我醒来才发现已经到了晚上，夜里的大海依然那么美好。天上有星星，水里有渔船，远处有灯塔，依然是那么的和谐。原来夜晚的大海有它不同的美丽，每一个沙滩都是真实的，都是可爱的，都是沙滩它自己喜欢的、自己能接受的样子。

沙滩也喜欢真实的自己，不会因为别人而改变。因为它喜欢自己，所以一切都变得和谐，这种和谐也感染到了我。我喜欢大海的每一种美丽，觉得跟大海心灵相通，觉得大海很懂我。

大海，你知道吗？我从小是在海边长大的，看到你会觉得很亲切。你的胸怀好宽，宽广到让我觉得自己那么的渺小。自己的烦恼在大海的面前，也是那么的微不足道，都不能叫烦恼。

大海，你的内心经受住多少的风浪，却依然可以风平浪静，那么真实地存在着，踏实地存在着。我可以在任何时间面对大海，因为它的每一个时刻都有它的美，都有它不同的美，平静而真实。我不需要刻意地安排时间来看它，因为我知道，它随时随地都欢迎我。

高婷明白，这个情景是想告诉她，要像大海那样，接纳自己的一切，接纳每一个真实的时刻。

三 与潜意识对话

慢慢地，个案开始进入一种"自省"的模式，开始用另外的视角来看待自己的经历和自己的问题。这时的高婷已经与平时的高婷不一样了，与平时对话潜意识的感觉也不太一样，催眠师更像是与她的"高我"在对话。

高婷：我希望爱我的人可以过得很幸福。我觉得自己现在对他们（她先生和她后来遇见的那个男人）是一种折磨。

催：如果你幸福了，你身边的人都会幸福，都会因为你的改变而改变的。

高婷：我可以重新开始自己的生活，我是幸运的。

催：是的，只要你愿意，你随时可以开始想要的生活。

高婷：人生是一段旅程，没有规定的路线，可以尽情地朝自己喜欢的方向走。

催：是的，只是一段旅程。可以选择看喜欢的风景，没有路线也没有目的地，只要你愿意，你就可以做出选择。

高婷：每个人都有自己的路。只有自己一直陪着自己，我要好好地爱自己。我需要我自己，我需要一个能接受自己的自己，我就是我。（充满力量地说。）我是美好的、美丽的、芬芳的、完美的，不同的时间和地点，都是完美的，只是不一样的美。我爱自己，才可以爱身边的人。

催：你拥有爱，才会给别人爱。你自己丰富、强大、充实，才会给别人力量、支撑，才会被需要。（个案长长地呼气。）你可以长长地呼气，呼出你体内的委屈、压力、不安，把它们呼出体外。

高婷：我感觉一个全新的自己正在生成。她是懵懂的，是稚嫩的，但是，她是真实的，快乐的。

催：你的身体会变得越来越轻松，越来越自在。

高婷：我想唱歌。……我想到了一首诗，它的名字叫《再别康桥》，把它送给亲爱的自己——

轻轻地，我走了，正如我轻轻地来。

我轻轻地挥手，作别西天的云彩。

……

（个案深情、专注地朗诵了全诗，这首诗不算短，竟然被个案在催眠状态抑扬顿挫地朗诵了一遍。诗的最后一句"不带走一片云彩"，被个案调皮地改成了"不带走一片烦恼"。最后，个案长长地松了一口气，好像整个人在朗诵的过程中融化了，重生了。）

我是轻松的，我是快乐的，幸福的，爱我的人才会看到开心的我，才会放心，也会为我祝福。我不想再无谓地折磨自己，一个全新的自己，将陪伴着我，陪伴我，陪伴所有我爱的人和爱我的人。我是阳光的，我是快乐的，我没有不快乐的理由。为自己活着，踏实安心地活着，为自己——活着。我开心地笑，轻松地哭。

催：你有什么想跟你的孩子说的吗？

高婷：孩子，妈妈很爱你，特别地爱你。特别感谢你，今生有缘成为你的妈妈。看着你，我有无限的成就感、满足感。妈妈希望，你可以健康快乐地成长。我对你没有别的要求，只希望你健康、快乐、平安。

催：你可以告诉他，妈妈从今天开始也长大了，会用更好的方式去表达你的爱。

高婷：以前的我好残忍啊，怎么可以对一个孩子没有耐心。

催：他在以他的耐心等待你的长大。

高婷：孩子，全新的我希望可以给你带来更好的爱，也希望你好好地爱自己。（哈哈，个案笑了。）孩子很羞涩地亲了我一下。我平时问他："宝宝，你爱我吗？"他会回答说："我当然爱你啦！"这让我无限地满足和幸福。

催：孩子是来教会我们成长的，教我们学会什么是爱。

高婷：他的心是纯净的。

催：你的心也是纯净的，因为你也是新生的，你的心也会像他一样是纯净的。

高婷：嗯，我想再跟我的家里人说说话。

催：好的。

高婷：好像有千言万语，但是……你们是我最亲最爱的家人。原谅我以前的不懂事，原谅我以前自以为是的爱，原谅我以前强加在你们身上的爱，原谅我没有把你们爱的我照顾好。原谅我的牺牲，我要重新开始我的人生，我要找回真实的自己，我要让你们爱的我变得幸福、快乐、真实。这样才能更好地爱你们。感谢今生遇见你们，感谢！

催：他们听到你的话有什么反应？

高婷：他们很心疼我，恍然大悟，心里又很欣慰，也很理解。他们对我的重生充满了期待。我想到了一首歌，叫《春天在哪里》，我想可以变成《幸福在哪里》来唱。以前，我到处寻找幸福，现在明白，幸福只不过是跟我捉了一个迷藏。在寻找幸福的过程中，也是开心的，放松的。

在小朋友的眼睛里，在自己的心里。幸福就是想逗你玩儿，在找的过程就是它在和你做游戏。原来是一个很轻松的过程嘛，找到它就会很惊喜，为什么要把它想得那么困难，那么沉重。幸福明明就是躲在那里，等着你去找它，它在笑着等你去找它。你为什么会很悲观呢？幸福并没有离你而去，并没有把你丢弃，其实幸福一直在等你。

催：不是幸福一直不理你了，而是你已经好久没有去寻找它了。

高婷：是的，我在寻找幸福的过程中，忘记了自己的初衷，忘记我是来寻找它的。因为寻找它的过程着急了，痛苦了，忽略掉了自己的心，沉浸在痛苦当中了。

催：这不是幸福来跟你做游戏的初衷。

高婷：我可以和幸福道歉吗？可以和它拥抱吗？

催：可以的，你是自由的，想做什么都可以。

高婷：它会原谅我吗？

催：当然了，就像你儿子当然会爱你一样。

高婷：我爱一切帮助过我的人，帮助过我的东西。我要告诉所有正在寻找幸福的人，幸福在哪里？幸福就在你自己的心里。（大笑）我找到它了，它就在我的心里。它是暖暖的，永远都不会觉得冷。

我可以用我的幸福去温暖别人吗？当然可以了。我是一个喜欢和别人分享的人，我渴望自己成为幸福化身，我渴望带给身边的人温暖。我希望所有认识的人都能幸福，不要把幸福关在内心的深处，这会把它憋坏的。

幸福也渴望阳光，渴望表达。生活是美好的，生活中有那么多可爱的人。各种遇见，各种缘分，让自己充满温暖，充满力量，充满正能量，去更好地温暖身边的人。

催：记住，从找到幸福、感觉到暖暖幸福的那一刻起，你就是幸福的。

高婷：它再也不可能离开我了吧？它已经融入我的血液里，它已经成为我的骨骼，我的每一寸肌肤。嘿嘿，它愿意吗？我可不想委屈了它。我想让它留下来，但是我又不想委屈了它。

催：你可以告诉它你的愿望。

高婷：我不会让它失望的。因为它的存在会让我产生更多的能量，我的能量可以帮助更多需要幸福的人，我相信这是幸福希望的吧。

催：幸福很高兴地看到你从它那里获得能量，不仅自己生活得很好，也可以帮助更多的人生活得比以前更好。

高婷：珍惜生命。人生短短的几十年，值得我们好好品味、珍惜。哪怕走到生命的尽头，脸上都是挂着笑的，这就是幸福赋予我的力量。不管遇到了什么事情，幸福都会伴我左右。

催：是的，它一直都在你的心里，流淌在你的血液里。对幸福还有什么要说的吗？

高婷：没有了，留着以后慢慢再说吧！

催：对昨天的自己有什么要说的吗？

高婷：感谢昨天的自己，是她让我知道自己是多么地渴望重生，是她让我知道重生之后是多么的美好。我不会让昨天的自己失望的。谢谢她。

催：她会懂你的，她会很高兴地看到你今天的这个样子。

高婷：可以爱她吗？

催：当然可以啦，所有的人和物都期待你的爱，值得你去爱。因为你有着丰富的爱，可以给予世间所有的一切。而且，你的爱，不会因为你的给予而有一丝的减少。反而，你每给予别人一分，你的爱就会增加一分，你的内心也会成长和富有一分。

高婷：好渴望阳光……

催：好的。阳光已经撒满了你的全身。就像在海边的沙滩上，阳光毫无遮掩地撒满你的全身。还有什么话要说吗？

高婷：没有，我要好好体味一下。

催：潜意识还有什么话要说吗？

潜意识：没有了，她都知道了，可以结束了。

催：好的，谢谢今天这样的安排，谢谢。

四　余韵尾声

不到一个月的时间，高婷告诉我，她已经跟前夫协议离婚了。当自己放下、不纠结的时候，一切都变得顺利而自然。

八个月后，高婷来北京办事，说要过来看看我，从家乡给我带来了一些土特产。我站在楼下，看着她笑语盈盈地从远处走来，高高的个子，亭亭玉立，袅娜多姿，浑身散发着年轻的气息。我接过她手中的礼物，很沉。

想到她从千里之外的家乡来北京，又坐了两个多小时的地铁，辗转过来送给我，不管是什么礼物，都是无比珍贵的。她说，只是想来看看我。那一刻，我感动得都要哭了。不只为这份礼物，还有她这八个月的变化。

她说，这大半年来，自己觉得越来越平静，越来越踏实，找到了真实的自己。可以接受自己的一切。

她说，周围的一切都没有变化，但自己看待这个世界的角度却大不一样了。她看到身边每个人都有他们自己的勇敢与坚强，都在做着他们应该做的事情，都有他们自己的道理。她也找到了自己的力量，找到了自己的安全感。

她说，她清楚地记着，催眠的时候自己说，要对自己好一点。那时候，她才知道，自己一直没有好好地爱自己！

她说，她现在特别踏实，感觉到自己真实地活着，生意也越来越好，这么多年来，从没有过的感觉。以前的自己，从来没有想过自己的人生还可以这么过。

我们坐在咖啡馆里，一直在感叹，我们只是在人海中偶然相遇，却像是老朋友久别重逢一般，有说不完的话。

我想跟她说——你知道吗？你坐在我的对面，笑得很美。

催眠师说

催眠中会遇到很多个案，会多多少少都把自己的幸福与别人的幸福对立起

197

来，认为自己幸福了，家人就会不幸。所以，爱别人，就要自己忍受不幸，把幸福的机会让给别人。

朋友圈里也经常会看到一些鸡汤文章，大意就是你的轻松如意，是因为别人给你承担了艰难不如意；你过得无风无雨，是因为别人为你遮风挡雨。反正生活就是不能你好我也好大家都好的共赢模式。只有燃烧自己、消耗自己才能照亮别人，所有的付出都有一种慷慨赴死的悲壮。

是时候打破这种二元对立的思维模式了，在这个世界上还有另一种和谐共生的模式，就是你好了，全家人才能都好，因为你是家庭中的一分子！你幸福了，全人类才能都幸福，因为你是亿万人之一！

爱人，从爱己开始。

在生活中修行

引子

　　这是我成为催眠师之后的第一个催眠案例。多少年过去了，这个催眠中栩栩如生的故事和深刻智慧的解答一直在我的记忆深处回荡。我一直觉得我是幸运的，第一次催眠的过程就如此流畅而圆满。

　　这个开场大戏，给我带来了智慧，也给了我十足的勇气和信心，让我义无反顾地走在催眠这条道路上，直到今天。

一 与个案面对面

阿珠有一份收入高又体面的工作，经济独立，财务自由，但她不喜欢自己的工作，觉得工作就是在浪费时间。

她有一个同居很久、正在谈婚论嫁的男友，但她不想结婚，觉得他不是那个她可以执手偕老、相扶一生的人。

她有个配合默契、志趣相投的同事搭档，关系越近越觉得有些暧昧不清，进不得，退不舍，不知道如何处理是好。

单位领导对她很好，如父亲般照顾她，她却对领导很害怕。她不想与父母有更多的交往，早早地远离父母，独立生活，但是她自己生活自理能力有限，又需要别人的帮助。

她的头脑里有各种各样异想天开的冲动，但身体上上下下诸多的问题又一次次地把她拉回到现实中。

就是这样的阿珠来到我的面前，想看一下自己为什么过去会把生活过成这样，未来到底会怎样来到。

二 情景回溯

阿珠很顺利地进入催眠状态，她开始讲述那个时空她经历的一切——

我是一个年轻的比丘，身着青灰色的僧衣和布鞋，独自匆匆赶路。我是从龟兹国来到中土的，我住在西湖边上的灵隐寺，是这个寺院的方丈把我从龟兹国请来的。这个寺庙是皇家寺庙，我矢志在此翻译经书。

我早年出家，有一个仆人始终陪伴和照顾着我，他和我一起跋山涉水来到这里，照料我的生活起居。他从小与我相伴，是一个非常好的人。

时光荏苒，我躺在床上，身体已经非常虚弱了，在身边陪伴着我的还是那位仆人。因为发生了战乱，整个朝廷岌岌可危。那个寺庙也不能再居住下去了，我们的生活完全没有了着落。

此刻，我们借住在一个朋友家里。我躺在床上，想起我终生忙碌，不曾闲暇片刻去享受生活，用尽一生的心力来翻译佛经。但是经书如海，至今还是没有完成译经的任务，我感到非常遗憾。更让我心痛的是，有些还没有翻译的经书已经毁灭在了无情的战火中。

此刻，我想起我笃信佛教的父母。我少小离家，一心向佛，与父母相处的时间并不多，觉得特别思念他们。

我感到自己的身体越来越沉重，越来越向下，而另一个我则越来越轻松，我慢慢地离开了我的身体。

我这一生的目的就是传播无边的佛法，世人都在无明中生活，而佛法可以让大家解脱。但是我没有那么多的时间，我的时间不够用，一定要珍惜时间啊。

三　与潜意识对话

催：您为什么选择让她看到这样的一生？

潜：因为她现在没有学会珍惜时间。她现在只用三分之一的时间应对工作就足够，而另外的时间都被她浪费掉了，她应该重新审视一下她的时间。

催：这个故事中一直照顾她的仆人在她这一生出现了吗？

潜：出现了，就是她现在的男朋友，还在照顾着她。

催：她特别想知道，他们年底会结婚吗？

潜：不会的，即使结婚也很快会离婚的。（新手催眠师目瞪口呆、错愕无语一分钟……）

催：她现在最需要去做的事情是什么？

潜：她最需要学会自己照顾自己，不要再依赖她男朋友。

催：她身体方面有很多的问题，困扰着她，是因为她不会照顾自己吗？

潜：那是提醒她要更好地照顾自己。

催：您可以帮她解决一下她身体上的问题吗？

潜：她会照顾自己了，自然就会好很多。她这个男朋友的出现，就是要告诉她，学会照顾好自己。

催：她现在做得还不够好吗？

潜：她的自理能力是很差的。不会在现实的物质层面上照顾自己。虽然她自己说她很独立，那不是真的。

催：她现在的工作给她提供了独立的经济条件，但她不喜欢现在的工作，想换一份工作，您觉得呢？

潜：她的工作会换的。

催：快了吗？

潜：还要再等一段时间。

催：在办公室，她身后有个男同事，他们有特别的关系吗？

潜：是的。

催：他的出现对阿珠来说，有什么意义吗？

潜：他们是签过契约的灵魂伴侣，他们的功课正在做。

催：他们怎么做会更快地平衡彼此的业力关系？

潜：这要看他们自己了。如果处理不好，会反目成仇的。

催：那他们的功课是什么呢？

潜：学会无条件地爱，真正的爱不是掌控和占有。

催：她有很强的掌控欲望吗？

潜：不是，她其实是内心缺乏安全感。童年时期父母之间吵架的情形对她的伤害很大。

催：这个我了解一些，但她现在已经知道父母很爱她，父母的关系也很好。这样她童年的阴影会不会一点点消失呢？

潜：没有，那只是表面。

催：那么需要怎么修复童年时期的伤害？

潜：真正学会跟父母亲近。允许自己跟父母发生接触。

催：具体怎么做呢？

潜：真正地去拥抱父母。从给妈妈一个大大的拥抱开始，这样才会跟她的父母产生链接。

催：她为什么特别强调她现在是独立生活？这是安排好了的？

潜：是的，这是在她投胎之前就安排好的。但是，她现在并不是真正的独立，特别是生活和心灵上。

催：怎么样才会真正的独立呢？

潜：真正地成长起来，做自己该做的事情。

催：她现在最该努力做好的事情是什么？

潜：过好现在的生活，活在当下。

催：她不喜欢这些物质的生活，人际交往啊，商场购物啊，她就想一个人待着，逃避这些。

潜：这些跟她累世的生活经验有关。她以前很多世都是生活在寺庙或其他的团体生活中，不需要考虑生活的这些琐事，自然会有人替她去安排、照顾她的生活。而这一世，柴米油盐都是她的功课。

催：她觉得她与父母一直有些疏离感，她想知道，这与前世有关吗？

潜：她的上一世的父母，也是她这一世的父母。她很小的时候，就主动离开她的父母到寺庙里去了。所以，一直没有很好地沟通。

催：如果她在这一世经常回家试着给父母一个大大的拥抱，这些隔阂会渐渐消失，是吗？

潜：是的。

催：她还有一些身体方面的问题，比如牙齿咬合不紧、左右脸不对称等，为什么会产生这些问题？

潜：这些问题都是她自己选择的。她认为这都是她母亲造成的。她一直觉得在她很小的时候，母亲没有照顾好她，导致当时头骨有些问题，所以，牙齿也会有一些问题。

催：其实是她对母亲的抱怨造成了这一切？

潜：是的，她觉得母亲没有照顾好她，所以，头骨会有问题。头骨有问题，牙齿也会有些问题。（这里的关键词是"她觉得"，并不一定是事实。）

催：她的乳腺、甲状腺、胃肠等，还有很多的问题，都是什么原因？

潜：太过执着。

催：执着于什么？

潜：执着于自己缺少安全感、不被爱的想法。这些问题都是她自己在折磨自己。

催：为什么要执着于这些呢？

潜：她希望以伤害自己的方式引起别人对她的爱。

催：甲状腺呢？

潜：是因为她无法表达自己的想法，没有表达的对象。

催：这还是沟通不够呀。她还有一个问题，说她现在的老板对她很好，像父亲一样，但是，她觉得在他面前有种疏远的感觉，无法沟通？

潜：这源于跟他父亲的关系。她生活中跟异性的、有权威的长辈都会有这种感觉。跟父母的关系调整好了，这些问题都会解决的。其实她父母也不善于沟通，这是大家的功课。

催：我感觉跟阿珠有一种熟悉的感觉，很投缘。我们的关系有什么渊源吗？

潜：你们曾经有一世在一起修行过，关系很好。

催：好的，还有什么需要告诉她的吗？

潜：我们一直都在看着她，要学会照顾好自己，柴米油盐、衣食住行，样样都是她今生的功课。（泪目。其实，我们每个人都在被照看着，被指引着，只是我们不知道。）

催：谢谢潜意识的帮助和指引。

催眠师说

阿珠找我催眠的时候，正在跟男朋友商讨谈婚论嫁的细节，虽然她有些犹豫，却也是走在了通向婚姻城堡的路上了。

在与潜意识的交流中，潜意识斩钉截铁地说，他们不会结婚的，即使结婚也会很快离婚的。这个答案劈面而来，让当时的我十分不安。中国有句古话，叫"宁拆十座庙，不破一桩婚"。我甚至开始后悔不该问这么一个高危险性的问题，我真怕一招不慎，满盘皆输，搞得阿珠没有心情去结这个婚，我岂不是成了罪魁祸首？

当时的我就是这样的"幼稚"！感觉不仅一次催眠的效果是我的功劳，同时，也要为潜意识的"毫不留情"或者"胡乱指挥"来买单！后来，做得多了，见识了潜意识的一针见血，见识了潜意识的直截了当，也慢慢地发现，潜意识的答案是什么，建议是什么，真的不是我可以左右和控制的。我渐渐学会放松，任由潜意识来指责个案，教训个案，我相信，那背后都自有道理。

最后一次见到阿珠，问她与她男朋友的关系，她说，已经分手了，幸好当时没有跟他结婚！我不知道这其中终究发生了什么，但看阿珠的神情，完全没有怪罪我破坏他们感情的意思。呵呵！

感受自己的存在

引子

开篇的这部分文字,我写得很费力。修改了几次腹稿,也换了思路,却总是感觉有些东西涣散在周围的空间里,戳不中,锚不定,坐不实,似是而非,若有若无。

一天清晨,我对着电脑发呆,无法下笔,忽然明白,这种感觉与个案的生活的状态是一致的——不痛,或者痛苦也感受不到;无力,想改变也不知道着力点在哪里。雾里看花,亦真亦幻。想到了这一点,我也就释然了。不再用力地去写,只是慢慢地,感觉在哪儿就写到哪儿,于是有了这篇文章。

一　与个案面对面

我给若飞做过两次催眠，中间隔着几个月的时间。两次催眠面谈的时间都很久，但是我了解到的他的信息并不多。

与他交流，给我印象最深的是每一句对话前后都有长长的空白。当我要写些文字来记录若飞的经历和困惑时，发现他的故事如同夜晚水面上的灯影，风起水动，支离破碎，零散一片。

虽然催眠的部分，我有录音可以依据，但是关于面谈的信息，零乱而模糊，我似乎无力把它们写成一个饱满的故事。我几次放弃写他的故事了，因为有很多精彩的人生故事都值得我去记录、去品味。几个月后，我还是会经常地想起他，想起他的成长经历，想起这两次催眠的精彩。好像那虚幻的灯影，捞又捞不起，散也散不尽，一直在那里晃动。

后来与朋友闲聊，听到他亲戚家的孩子与若飞的情况有些相似，促使我尽力把若飞的故事写下来。而我也需要把时常在我脑海中晃动的感慨记录下来，清空自我，轻装前行。

在见到若飞之前，我就了解到若飞的一些信息，大约就是大学毕业两年了不出门找工作，不交往朋友，也不谈恋爱，整天待着玩游戏，不跟家里人说话，一说话就吵架。

我心里多少有了些他的影子。但是见到他的第一印象，我还是觉得有些意外，或是惊喜。他一米八以上的个头，英俊而魁梧。在"伪娘"的格调泛滥的都市中，我已经很久不需要使用"英俊"这个词了。他站在我的面前，有一种孤峰独立之感，绝对算得上一道世外风景！

他脱下外套，腼腆地跟我打了一下招呼，声音低沉，语气柔和。我瞬间感觉到他与生而来的英气与活力都被压抑在了程式和套路里。

　　寒暄过后，周围的气氛一下子紧张了起来。我才感觉到大概是他鼓足了所有的勇气，准备好了开口说的第一句话才推门进来的。现在寒暄结束，不知接下来要说些什么。

　　这个 25 岁的年轻人，盘腿坐在了我的对面，十指紧扣放在脚上，局促得像个孩子。他侧着身子，脸朝向我左侧的白墙，很少与我目光相对。我不说话的时候，他就低着头，看自己的手指不停地相互扣压，直到修长泛白的手指上挤出一块块血色。

　　我问他问题，他就会咬咬嘴唇，像是在寻找答案，又好像是在积蓄勇气。等到有了答案和勇气，他就会眼睛望向窗外，再开始说话。常常，从思路到词语都很在"点儿"上的一句话说到一半的时候，他忽然微微地笑了一声，像是叹了一口气那样，就没有下文，一切归于沉寂了。

　　这时，即使我把他刚才说过的话再重复一遍，再用柔和的目光看着他，再轻声地说一声"嗯"，换着法儿地引导他把话说完，而他，还是会像电视突然没有信号时出现持续的空白雪花点，和手机没有 WiFi 时一个箭头持续地转圈，只剩下"刷新请等待"的字样。

　　如果我贴着这个话题换个角度追问下去："那你当时有什么感觉呢？"他的身体也会重复上面的过程，然后说一声："不知道。""不知道""感觉不到""不记得了"是在他给出的最多的答案。

　　但是，我还是能感觉出来，他与我对话的过程很开心，而且，这已经是他与人交往过程中很放松的状态了。他说，他不喜欢去人多的地方，不出去逛街，不去超市购物，那些地方人多，让他感觉不舒服。就是去网吧打游戏，人多的时候也会不舒服——像咱们俩这样聊天感觉还好！

他说，他不喜欢与家人住在一起，跟亲戚吃饭，那样感觉很紧张，很压抑。他总觉得爸爸很希望在上车的时候，他给别人开门，如果做不到，爸爸就会很失望甚至生气。诸如此类的小事，他总会觉得做也不是，不做也不是。后来他就从家里搬出来住了，或者是"逃"出来了。

他说，他不喜欢找朋友聊天，害怕自己的状态不好影响了大家。毕业两年，极少跟朋友联系，只是偶尔还会看看微信，看看他们的近况。

现在的生活就是一个人在租来的房子里，睡到自然醒，饿了就出门吃饭或订外卖，无聊了就打游戏，实在推脱不过去，就回家吃顿饭，继续逃回到租来的小窝里睡觉。

我听若飞的亲戚说，他从小是个让其他人羡慕的"别人家的孩子"。相貌好、身体好、懂事听话、聪明伶俐，成绩自然也好！曾获得北京市武术比赛的第一名！——

我也感叹，每一个"问题青年"曾经都是一个"五好孩子"！他们的家长在痛心疾首地描述孩子现状的过程中，总会见缝插针地说到他们的小时候，家长们一律都是眯起眼睛，看着远方，神情悠然地回忆，那时孩子是多么优秀，多么的乖巧懂事，他们陶醉在其中一段时间，再加上几句可惜和几丝懊悔，便可以平衡一下刚才描述孩子现状时剧烈波动的心情。这好像都是约定俗成的模式了。

相反，那些看起来优秀而成功的人士来到我面前，大都会讲自己小时候自己是多么地不招人待见，上墙爬树掏鸟蛋，各种坏事做遍，再后来就是学校里的学渣一枚，打架、恋爱、叫家长都是家常便饭，总之是一天都不让家长省省心。日子过得自由自在，或者是无法无天！

——话转回来，若飞怎么就变成了现在的样子？他妈妈跟我说：他们中间给孩子转过好几所学校，都没有征求过孩子的意见，都是爸爸到学校直接把人带走，然后再跟老师打招呼、办手续、收拾行李。

妈妈说，后来想这样的事一定对孩子有很大的伤害。他爸爸跟我说：孩子小时候他工作忙，脾气也大，难免很多事情不顺心，经常喝了酒打孩子，孩子到现在都特别怕他。他知道对不起孩子，却又不知道怎么补偿。他现在害怕刺激到孩子，不敢跟孩子说话了。

我把父母的意思转述给若飞听，问他：你觉得他们说的这两类事情对你的影响大吗？若飞想了想说：或许有吧！他们一直这样认为。（若飞的轻描淡写，让我有些意外。我以为他会接着这两个话题打开情绪的大门，倾诉不堪回首的过往。——我又错了。）

我只能顺着追问：你觉得从小到大父母对你影响大、印象深的事情是什么？我把若飞的回答拼凑起来，是这样的意思：

从小爸爸让若飞学武术，他就学了。刚开始觉得学武很苦，但没有办法不听话，只能坚持学。后来他也喜欢上武术了。十年换了好几个城市，好几个学校，也是爸爸决定的。到了高中爸爸不让学武了，要好好学习，参加高考，学了十年的武术说放下就放下了。高考报志愿，他想报与武术或者舞蹈有关的专业，爸爸不同意，非让他学医。因为爸爸是学医的，家里有些人脉关系，看准了以后又能赚钱。但是他真的不想学医，不是那块料。但是爸爸不同意，没办法最后还是上了医学院。找工作时，他想自己跟同学一起做，爸爸却安排好了实习单位和工作。他硬着头皮去实习，最后实在干不下去，就逃跑了！

反正，从小到大不管是干什么，只要爸爸不同意他就不能做；只要爸爸让做的，不想做也得做。他做什么事都要看爸爸的脸色，猜爸爸愿不愿意、高不高兴。

如果爸爸是很可怕的话，那么妈妈就是很可怜！妈妈是家庭主妇，一直照顾着他和哥哥的生活。妈妈没有工作，没有爱好，没有朋友，甚至没有爱情！——爸爸很少在家，在家也会吼妈妈，也会打妈妈！——妈妈的世界里只有孩子，生命的一切意义和价值也只在孩子的身上。一方面是对孩子吃饭穿衣无微不至地照顾，什么有营养就要吃什么；另一方面就是对孩子的要求和控制，让你做什么就做什么！妈妈会随手把他抓过来，在七大姑八大姨的面前表演一段刚学会的拳路，没有商量的余地。他很乖，有礼貌，会表演，是妈妈在别人面前可以炫耀的资本！他有时候也会不愿意表演，但是回到家妈妈抱着他就是一顿哭诉。他觉得妈妈真的是好可怜，那就尽可能地满足她吧。

若飞的一切都在父母的安排之下顺利成长。直到大学毕业的实习，一切剧情开始大反转。若飞开始闭门不出，不工作，不交友，不说话，父母才开始慌张，才开始觉得有问题。他们先是逼着若飞去做他们选择好的工作，然后退而求其次，逼着他出门见人交往。现在，他们最大的希望就是——只要你开开心心的、健健康康的，你想做什么都可以。

我对若飞说，你很棒！用两年的时间，打了一个漂亮的翻身仗！一个人所处的状态，对他本人来说一定是最好的、最合适的。你用两年不工作、不交往的低落状态，悄无声息地完成了对父母全方面控制的反抗！

这两年的"不作为"，对你的整个人生来说是"大作为"！从两年前父母对你的事事安排，到两年后父母完全尊重你的意见，这是人生剧情的大反转。抗争已经取得了阶段性的成果，你可以结束这样的状态，开始做你想做的事情了。

　　不知道我对这件事的看法，若飞能认同多少。他现在最急切的问题是感觉迟钝模糊，好像很多的事情，他知道，却感觉不到。要说"感觉不到"，却满脑子都是"别人的感觉"。他待在自己的世界里，整个世界里满是别人，找不到自己存在的一些痕迹！感觉不到自己，又逃离不掉别人，凡事都像隔靴搔痒，不得其门而入。他觉得自己特别"没用"。

　　整个聊天的过程，他反反复复都说到这个词。他说，我不敢出门约女生吃饭，因为我觉得自己连点菜都不会，我爸总说我连点个菜都不会！我不敢一个人出门逛超市，我觉得大家都在看我！——怎么办呢？看看催眠中潜意识为他展示了什么吧！

二　情景回溯

　　催眠之前，我有些担心若飞在催眠状态下的表达会不会更缓慢而吃力。事实证明，我的担心是多余的。

情景一：
　　这是一个孤岛，四面都是水，离大陆很远。岛上有一个湖，湖面随风涌起一阵阵的波浪，没有阳光，也感觉不到风。

　　我赤着脚，穿着黄色短裤和蓝色背心，一个人站在湖边。我感觉很累，我必须要躺下休息一会儿。我躺在沙滩上，感觉很舒服。

情景二：

我从沙滩上飘了起来，在天上飘着，身体躺着就可以飘，非常的舒服。飘了一会，我觉得不想待在这里了，想要去海里。我来到海里，周围什么都没有，除了凉凉的海水。

我感觉自己的身体变成了三角形了，没有腿，像一个残疾人。我想游泳，却游不动。

情景三：

感觉情况变得特别特别的糟糕，附近有火山爆发了一样，无法呼吸。感觉没有我待的地方了，去哪儿也不行！——还是有我待的地方——我躲在一个大石头的后面。我有些害怕，觉得自己没有其他的地方去，待在这里也不是一个长久之计。

情景四：

我决定开车出去走走！路两边偶尔空旷，偶尔有树——我发现自己一直在路上逆行，我决定调转车头顺向行驶。我换了方向，有一种回家的感觉。两边的风景也跟来时不一样了，我看到了房子。

我走上了一个断桥，前面没有路了。我决定要开车跳下去！向桥下看那里一片漆黑。我想了想，还是跳下去吧——我开着车下去了，车摔坏了，人也受伤了，全身都不能动了。我打电话向家里人求救，是妈妈接的电话，但是信号不好，我不想再说了，就把电话挂掉了，等死吧！（催眠师不得不感叹潜意识的智慧和伟大：每一句都有暗示，每一处都有寓意！这绝不是个案的"小我"随意编造的毫无意义的画面。举个例子：遇到困境，他还是首先想到向家里人求救，但是电话信号不好，不说了，挂电话，意味着妈妈根本无法"get"到他困难的处境和绝望的心情！只好无奈地关闭了求助之门。）

我感觉死亡即将来临，没有什么留恋的。（个案的情绪有些激动，委屈而伤心，开始哭……）我有些不甘心，我想带着家里人一起从车上跳下去，大家同归于尽！（震撼到我了，因为恨吗？这么决绝的选择！这事一定要问问潜意识。）

后来，来了一个女人，她发现我受伤了，帮我包扎伤口，她救了我。

情景五：鸟的一生

我是一只鸟，我的全身是灰黑色的羽毛，我与小伙伴们在一起。我们从一棵树上起飞，飞一会儿，停在另一棵树上休息。我们共同决定起飞与停止的地点，我们一起聊天，聊遇到过的风景与未来的梦想。有几个小伙伴跟不上了，落在了后面不见了。

我一直跟大家在一起，偶尔落在地上吃些米，在附近溜达休息，在自己搭的窝里睡觉。有一天，我在这群鸟的中间，慢慢地死去了。

鸟说：这是安心、平和的一生，我学会了知足。我只是想多找些伙伴，大家一起飞，飞的时候，也不要再落下谁。我很怀念那些落下的小伙伴。

三　与潜意识对话

催：您给他看到孤岛上有一个湖，他在湖边的沙滩上休息，这个场景是想告诉他什么？

潜：让他摆脱之前的环境，让他体验到自由和放松的感觉。（催眠师做过的上百场催眠中，一开始在湖边休息的场景很平常，但这种在四面环水的孤岛上的湖边休息还是第一次。这样的安排，大约可以看到：一是个案内心的封闭和孤独，离群索居，遗世独立；二是只有在层层封锁、远离人间烟火的地方，才能真正地放松下来、休息片刻。）

催：在之前的生活中，是什么让他影响到他的自由和放松？

潜：父母对他的控制。

催：他以后感觉到不自由的时候，是否可以想象回到那里休息和放松？

潜：很好。

催：带他去海里是想让他体验什么感觉？

潜：窒息。

催：体验窒息的感觉对若飞来说有什么意义吗？

潜：让他对比知道，在水平面之上的生活很美好！

催：为什么会是三角形的身体没有腿？

潜：他在海底很害怕。不是没有腿，是他太害怕了，感觉不到自己的腿，感觉不到自己还可以走。

催：这对他现在的生活有什么启示吗？

潜：在海底的感受就是他现在生活的感受。珍惜自己身体，多运动。他已经放弃自己的身体了。

催：如何让他珍惜自己的身体？

潜：跑步，坚持跑步，注意卫生，注意饮食，养成一种良好的生活习惯。

催：第三个情景，那个很糟糕的环境，他找不到可以安身的地方，这个场景是想告诉他什么？

潜：他需要去面对，逃不掉的。

催：生活中什么情况是他必须要去对面的？

潜：面对他的父母、朋友、工作和婚姻。

催：为什么想逃跑？

潜：他害怕得到这些东西。

催：为什么会害怕得到这些呢？

潜：感觉到自己不配拥有幸福。

催：为什么会有这样的想法？

潜：他想拥有时时刻刻的幸福、能够感受得到的幸福，而不是得到之后又会放弃或者失去。他感觉，得到的东西总会马上消失。

催：为什么会觉得得到总会失去？

潜：他在担心未来过得不好．他感觉自己没有能力赚钱，生活中没有钱，不能给爱的人带来幸福。

催：他是一个没有能力赚钱的人吗？

潜：不是。只是他不相信自己。

催：他为什么不相信自己？

潜：家里人都这样认为。家里人想让他做个好孩子，不用他赚钱，好好在家待着，满足家里人对他的感情需要就可以了。（父母对孩子赤裸裸的豢养啊！！！）

催：若飞也这样想的吗？

潜：不是，他想要自立，想要有自己的生活；自己喜欢的人也喜欢自己，有能力帮助家里人做事。

催：为什么不去努力实现呢？

潜：懒惰。没有人给他压力，他就待在原地不动。想得多，却没有做。

催：您让他看到自己开车逆行是想告诉他什么？

潜：逆行是孤独的，他需要回到所有人的方向上。

催：他人生的逆行是一种什么状态？

潜：像他现在这样不工作，一个人待着。

催：是什么事情影响到他，让他决定调转方向？

潜：这次催眠。

催：那让他看到跳下断桥这个场景是想告诉他什么？

潜：他对生活的绝望。（个案激动地哭了，泪水无声地流下。）

催：为什么会展示生活的绝望给他看？

潜：有两年，他活得很痛苦，好像被世界隔离了一样。

催：当他跳下去的时候，为什么很后悔没有带家人一起跳下去？

潜：他自己是真的不想活了，真的没有坚持下去的信心了。但是，他怕家里人担心，又不想看到家里为他而痛苦，所以，就想选择一起结束！（催眠师恍然大悟，这样的选择，不是对家人的恨，而是更大的爱！都说天下的父母都是爱孩子的，有谁能够真正明白天下的孩子对父母的爱！）

催：为什么让他看到一个女人来救了他？

潜：让他正视身边的异性。

催：他之前如何看待身边的女人？

潜：害怕。感觉异性会对他要求特别多，多到他根本达不到。

218

催：为什么他有这样的感觉？

潜：因为他妈妈对他的要求特别多，所以，他会觉得其他的女人也像他妈妈一样。

催：您现在站在一个更高的高度上，能告诉他事情的真相吗？所有的女人都会对他要求特别高吗？

潜：不会的，只是他妈妈。其实他害怕的是他妈妈。

催：听说之前好多女孩追求过他，他都没有答应，是因为害怕女人吗？

潜：原因之一吧，还有就是他始终觉得孤独，觉得自己不够好！

催：他真的不够好吗？请潜意识展示一下真正的若飞是什么样的人。

潜：有上进心，负责任，珍惜身边的人。

催：他相信吗？

潜：不太相信。

催：那您可以换一种说法，让他可以更好地了解您说的话。

潜：他害怕有自己负不了的责任。（语气激动，都要哭了出来。）他害怕如果谈恋爱会因为自己的不负责任，而让女孩不开心。

催：这种担心最初来源于什么？

潜：是因为他妈妈对他的要求太多了，他一直无法达到。他觉得他要是谈恋爱，他女朋友也会对他要求太多，多到他根本无法满足。他又是一个负责任的人，他害怕负不起这个责任，索性就不开始，也不用承担。

催：您觉得他找个女朋友也会像他妈妈一样对他要求很多吗？

潜：这个，不确定！（这答案太狠了。问出这个问题，我其实是有个设定的，想着潜意识怎么也会哄哄若飞，骗骗他说："没关系的，你会遇见一个又温柔又漂亮的女孩子，你们在一起会很幸福的。"然后若飞就会大胆地去尝试恋爱，然后王子和公主幸福地生活在了一起……结果却是这样的答案，出乎我的意料。去除掉我的一厢情愿、自以为是之后。我极其认同潜意识给出的这个答案的——如果若飞怀着"女人的要求会很多"这样的想法去谈恋爱，他很有可能遇到一个超级"事儿妈"的女朋友，这符合宇宙的吸引力法则和心想事成的法则。"最有无情却有情！"这些无情的答案背后，是潜意识满满的真诚与爱！）

催：您让他看到鸟的这一生是想告诉他什么？

潜：有目标，踏踏实实去做，做好他自己。

催：展示这只鸟特别怀念当时落下的小伙伴，这对他有什么意义吗？

潜：他可以去联系好久没有消息的小伙伴了。

催：为什么他会自动断开与这些小伙伴的联系呢？

潜：他感觉自己不是原来的自己了，怕影响到他们之间的关系。

催：他的小伙伴会欢迎他的回归吗？

潜：会的。

催：小鸟说要让他学会知足，您怎么看待"知足"？

潜：做什么事的时候，都知道自己在干什么。

催：那若飞今天来北京，与您直接对话，他知道自己在干什么吗？

潜：知道——找回自己，重新生活。

催：他要找回一个什么样的自己？

潜：乐观生活！（哭了，个案一下子就哭了起来！简单直白的四个字，对于一个两年的时间闭门不出的人来说，四字重千斤，难以言说啊！他或许已经忘记了生活还有另一种叫做"乐观"的状态，或者他已经不敢相信，自己还可以回到"乐观"的生活里。我感觉，在这一刻，他与"乐观"这个词，这个状态，有了重新的碰触与链接。这是这场催眠能量的制高点。）

催：您觉得在他的内心，是否有一部分渐渐地清晰了起来？

潜：是的。

催：我想问一下，他怎么把真实的自己弄丢了？

潜：以前的生活态度。以前想得太多，害怕得太多，却不敢做。左也怕右也怕，四处躲闪，就把自己弄丢了。他总是照顾别人的感受，担心的太多了。

催：他如何在照顾别人的感觉和尊重自己的感觉之间做一个平衡？

潜：从别人的说话中感受别人的状态，感受自己听到别人说话时的感受。……不知道了！（瞬间，我感觉与潜意识的连接掉线了！掉线了！最关键的地方，手足无措的小我跳出来，拒绝继续向下看，害怕直视自己的弱点。……催眠师反复呼唤潜意识，终于连上线了。）

催：我觉得感受自己的感觉，是关键的一步，您觉得呢？

潜：这是一个自然的过程，但对他来说，很难。他有时候过多地表达自己的感受，却忽视了别人的需求。（大概潜意识指的是他有时候莫名其妙发脾气的状态。）

催：是啊，这个过程是一个平衡，他知道以后该如何做吗？

潜：更了解他自己，更爱他自己。

催：他会爱自己吗？

潜：会的。相信自己，相信自己的人格。

催：请宇宙的白光进入他身体之中，驻进心里，源源不断的白光进入身体之中，让若飞感受到自信自爱、坚定和力量。他能感受到吗？

潜：可以。

催：如何说今天的对话是让他的人生由逆行到顺行的话，那么，之后他应该如何做？

潜：去找份工作，随便做点事情，哪怕去个饭店打零工都可以。

催：他跟我说，像去饭店打工这样的事，是一种没有出息的表现。

潜：那是他父母认为的。他要敢于做自己，做对做错都是他自己。

催：他担心做自己后，变成一个让妈妈完全陌生的孩子，他妈妈会无法接受，会伤心的。这个怎么办呢？

潜：他已经是一个让妈妈无法接受而伤心的孩子了。多跟他妈妈沟通，让他妈妈知道他的想法和状态就可以了。

催：爸爸总是说，不管做什么，一定要告诉他。当他把想法告诉他爸爸，他爸爸会支持他吗？

潜：无所谓啊！

催：他为什么特别害怕大场合、人多的时候？

潜：他感觉到别人都在看他，他不敢做自己，感觉做什么都不对！

催：当他开始做回那个乐观的、上进的、有责任的人时，这些都会有变化吗？

潜：会的。可以听别人说的对不对，考虑要不要听，但还是要做自己。

催：您还有什么话要对若飞说？

潜：做好自己，自己开心了，有能力了，才能做好别的事情。

催：他说，他之前不敢做自己，不开心，有种"孤独感"，为什么？

潜：孤独感主要来他自与异性之间的隔阂。多去接触和了解才能慢慢化掉这种孤独。以前他不敢接触异性，就像是用什么别的替代了对异性的需求，但是又觉得别的代替不了异性。他隔绝异性，却又渴望异性。他不敢接受异性对他的爱。感觉得到就必须要去偿还和付出。他又害怕付出爱。

催：他为什么害怕付出爱，真正害怕的是什么？

潜：他不会去爱。家里爸爸没有表达过对妈妈的爱，他也不知道如何去爱女人。他又害怕找个女朋友跟妈妈一样，时时处处要求他。他太依赖异性，却又想控制异性。与女人在一起的时候，体会不到爱的感觉。

催：有什么具体的建议吗？

潜：关心异性。体会到女人的需要，女人也需要被爱。

催：你觉得今天的对话他真的会让他的人生由逆行转为顺行吗？

潜：是的，但也需要时间，需要靠他自己。

催：他还需要再次与您对话吗？

潜：需要啊。几个月之后吧。

催：在今天的最后，您还有什么话要对若飞说？

潜：原谅自己吧！……（这横空一语，气势铿锵而余音绕梁！很难想象，在若飞的世界，藏有多少的自责和愧疚。他用压抑自己和牺牲自己的方式不断地满足着父母对他的设计和安排，却依然没有实现家庭的平衡和幸福。他从来没有直接地表达过对父母的不满和恨意，却把所有的矛头都指向了自己。原谅父母似乎有些没有必要，没有恨，也谈不上原谅。但是，这看似毫无来由的"原谅自己"却是所有良药的药引所在！放过自己，又谈何容易？）

催：他能做到吗？

潜：他会努力的。

催：您有什么话要对我说吗？

潜：辛苦了。

催：好的，我们现在结束吧。

四　第二次与个案面对面

几个月后第二次见到若飞，比之前略胖了一点，整体的状态也没有父母期望的那样"正常"，还是没有工作，很少与人交往，出门还是有些紧张，在家还是经常打游戏。

我问若飞，最近感觉怎么样？他笑着说，感觉比之前轻松多了。

他说，以前一直觉得自己很"没用"，现在感觉自己是"有用"的，只是没有找到合适的地方可以做事情。

他说，他以前觉得自己没有任何的力量，现在感觉自己的力量增加，感觉生活可以改变了。

他说，他很奇怪，为什么不能跟哥哥很好的交流。他从小就觉得哥哥是爸爸控制下的木头人，没有主见，什么事都听家里的安排。他在想，哥哥是不是很羡慕嫉妒他敢跟爸爸叫板？

五　第二次情景回溯

在第二次正式催眠之前，我用简单的催眠方式处理了一下他的紧张情绪——与父亲在一起的紧张，与更多人在一起的紧张，让他进一步地放松下来，也有利于接下来进入更深的催眠状态。若飞配合得很好，显然，他对于要去的那里，已经很放心了。

情景一：

我看到了一片水面，是湖或者是海，上面浮动着冰川，覆盖着冰雪。湖边有几棵树，树上残留着几片泛黄的叶子。这个世界很安静，安静到能听得见小虫子的叫声。

湖边有一个燃烧着的火堆。有一个人，好像是我，穿着黑色的棉鞋、黑色的棉裤、灰色棉袄在火堆边烤火。火堆让我感觉到舒服、温暖。（潜意识的用意已经很明显了，催眠师及时抓住这样的机会，安排个案在火堆边多待了一会儿，融化一下冰冷的心身，享受温暖的感觉。）待了一会儿，我觉得可以离开了。

情景二：

我走进了一片森林里。森林里的树都很细，树叶也很少，树与树之间的距离很远。这里没有路。我继续向前走，渐渐听到了水声，然后看到了一个瀑布。站在瀑布下，我伸手摸了一下，水很凉。我发现了一条可以走到瀑布上面的路，我爬了上去，站在高处再看瀑布，感觉风景不一样了，水很大，浪花很多。

情景三：

我来到了城市里，这是一个不大不小的城市，周围有三四层高的楼房，也有平房。晚上，我穿着灰色的运动服在街上散步，看着来来往往的汽车和行人。走了一会儿，我有些累了，就到附近的公园里坐了下来，继续看着周围的世界。我感觉心情很平静。

情景四：

在一条商业街上，我跟一个小伙伴在查看周围的地形，我们是来这里玩儿的。我们先看见了一个电玩城，进去玩了一会儿游戏，觉得不好玩就出来了。接着到隔壁的一家冷饮店里去吃冷饮，口味不错，我们很开心。吃完冷饮，我们去看电影，看了一个功夫片，打得很过瘾。

（从冰川到森林，从夜晚城市清冷的街头，到白天繁华的商业街，潜意识带着个案一步步走出孤寂，一步步走入生活，不徐不急，从容展开。在催眠状态下的个案绝对不会想到潜意识背后是这样的一个套路，或许读者还会觉得都是些无聊的、没有任何关系的场景胡乱拼凑在了一起。作为催眠师的我明白，这看似不经意的混搭，其中都是暗藏玄机！）

情景五：

我看到了一个农场，在农场的小路边站着一个老头，旁边还有一个跟他年龄差不多大的女人在陪着他。他用留恋的目光看着这个农场，农场里他种植的花草，他饲养的动物。他回到小屋前，坐在椅子上，就这样坐着坐着就死去了。

回顾他这一生的时候，他总结说：这一生就是让他学会享受生活，做自己喜欢做的事情，不要留下任何的遗憾。（催眠师问：他的一生有什么遗憾吗？）他年轻的时候曾经出去拍过电影，又回来了。他这一生没有任何的遗憾，想做的事情都做过了。

情景六：

我看到自己是一棵树，特别粗壮茂盛的大树，新长出来的黄绿色的叶子充满了无限的生机。周围都是比较小的树，远处有一群羊在吃草——我看到了自己是一棵小树的时候，不粗，不高，周围一片荒寂。

情景七：

我看到自己是一只动物园里的大熊猫，跟很多的熊猫关在一个房子里。我的体型很大，长得很招人喜欢。这里有很多好玩的，我在玩水，趴在水里，凉凉的。然后我又去滚球，滚得很快，房子外面的人看我在滚球都很开心，有几个年轻的小姑娘一直在看着我。

情景八：

我变成了一只乌鸦，停在一个高高的树枝上。我在很无聊地叫着，很孤单。我不知道什么时候变成了形单影只。我决定去寻找我的伙伴们。当我飞起来的瞬间，我感到周围的风从我的身边呼呼吹过，我看到了不一样的风景。我的心情一下子轻松愉快了起来。

我看到我的伙伴们就在不远处的另一个树枝上。我在他们中间停了下来，与他们在一起，我感觉很开心。

情景九：

我再一次回到了那片冰川上。坐在那里，没有穿那么厚的衣服也没觉得冷，周围是我的朋友们。我感觉到周围安静而辽阔，心情很好。

六 第二次与潜意识对话

收集到了这么多的信息，我感觉已经可以呼请潜意识，与他对话了。

催：非常高兴，潜意识来帮我们回答一些问题。请问您为什么会展示在冰川、冰雪的世界里烤火的场景给他看？

潜：他需要点温暖。

催：这对他现实的生活有什么启示？

潜：他不需要别人给他温暖，他要学会自己想法办法让自己温暖起来。

催：生活中有什么小的事情，只要他去做，就会像点起火堆一样让他感到温暖舒服？

潜：找朋友聊聊天。

催：您展示那个树稀叶少又没有路的森林给他看，是想告诉他什么？

潜：他内心迷茫，没有出路。

催：对他这种迷茫而没有出路的生活，您有什么话要说吗？

潜：他需要一点儿一点儿的尝试。只要敢去尝试，就不会像他想象中的那么迷茫。

催：您为什么会让他看到一个瀑布，还让他爬到瀑布的上面看了看？

潜：很多问题，换个位置看就不一样了。

催：生活中，如何才能做到换个角度看问题？

潜：生活中去做他不敢去做的事情，坚持去做，就会换个角度看问题了。

催：做不敢去做的事情，对每个人来说都不容易。您觉得他从哪些事上开始做比较容易呢?

催:去找他的朋友。

催:您觉得他会听您的这个建议吗?

催:会的,一定会的。

催:您让他看到在城市的街头和公园散步休息,是想告诉他什么?

催:累的时候,要学会放松,他一直太紧张了。

催:跟他的小伙伴在商业大楼里的那些场景,是想告诉他什么呢?

催:生活中有很多有趣的事情可以做,每个人都有他自己喜欢的事情,可以与朋友们一起去探索。

催:我感觉他最近好久没有去探索,是什么影响到了他的探索?

催:他没有勇气尝试。

催:您给他看农场主临终前的一幕是想告诉他什么?

催:要有目标,要有一个榜样。但是别人的生活都是别人的,自己的生活要靠自己去努力,要做自己喜欢的事。

催:要有一个目标,您觉得他需要一个怎样的目标?

催:活在当下。

催:嗯,我很认同这个观点,能不能解释得再详细一点,怎样才叫活在当下?

催:相信自己,有勇气面对现实生活中该做的任何事情。

催:他之前没有勇气做很多事情,您觉得他的这个勇气,可以从哪里来?

催:来自于我对他的信任。这份信任,让他有勇气去面对了。

催:您觉得现在的他与之前有什么变化吗?

潜：有变化，更能感受到自己的存在了。

催：太好了，他有勇气当务之急就需要去面对的事情是什么呢？

潜：明天坐火车回家。（催眠师有些小小的意外！我以为怎么也是需要找份工作这类的事，没有想到，坐火车回家对他来说，已经算是一件需要勇气去应对的"大事"了。）

催：你觉得他有勇气从容面对坐火车回家这件事了？

潜：是的。

催：这么明显的转变，最直接的原因是什么？

潜：跟你见面，跟我对话。

催：你之前说他需要一个榜样，是谁呢？

潜：需要他自己去寻找！

催：好的。您为什么让他看到一棵茂盛的大树？

潜：这是他希望的样子。……那是他真实的样子，只是还没有活成这个样子。

催：那棵小树呢？

潜：大树小树都是树，做自己就好了。

催：它们有什么关系吗？

潜：只要他肯去探索，有主见，有担当，小树就会迅速长大，长成参天大树。

催：您让他看到动物园里的那只熊猫是想告诉他什么？

潜：他总觉得自己是别人的大玩具、大宠物。他总觉得别人在看着自己取乐。他不想再逗别人开心了。

催：他觉得自己是玩具，还是他觉得别人把他当成玩具？

潜：他觉得自己是玩具，一直在逗别人开心，他不想再逗别人开心了。

催：怎么样才能不再当玩具，不再为了逗别人开心做自己不想做的事？

潜：别想那么多，只是他自己把自己当成别人的玩具。

催：那为什么坐火车的时候，别人都在有意无意地看他？

潜：是的，是他自己吸引了别人的注意。他太紧张了，总是手足无措，才吸引了别人的注意。

催：针对这个情况，您有什么想说的吗？

潜：别人没有那么在意他，是他自己想的。还有，要允许别人的存在，别人做什么是他们的事情，不一定是针对他、跟他有关的。

催：为什么他觉得别人做的事都与他有关呢？您最了解他了，请告诉他好吗？

潜：因为他的心里没有异性的位置，没有别人的位置。他太自恋了，总觉得别人的事情都跟他有关系。他要一直吸引别人的注意，特别是异性的注意。

催：那他为什么要吸引别人的注意呢？

潜：他总想得到别人的关注，异性的爱。

（反反复复，催眠师终于觉得他把这个问题说清楚了。一个超级没有自我的人，其实是一个超级自恋的人。一个处处在讨别人开心的人，其实是一个时时在渴求别人关爱的人。人就是这样一个矛盾统一的有机整体。）

催：他说，他不够尊重女人，为什么？

潜：他不懂得付出，或者，他不会以合适的方式做他该做的事情。

催：那他怎么样才能学会以合适的方式去表达？

潜：在特定的环境中，看到自己的存在，也看到别人的存在。他之前很少感觉到自己的存在。

催：感觉到自己的存在是一种什么感觉？您能通过他可以理解的方式让他加深理解吗？

潜：存在是互相的。不是自己感受自己，而是通过感受对方的存在而感受自己的存在。

催：如果对面有一个年轻的女孩子，他是如何感受到两人共同存在呢？

潜：通过对方的反应，看自己给她带来了什么反应。（若飞的情绪一下子激动了起来，眉毛跳动，满脸通红。似有话要说，却只是咬了咬嘴唇，低低地抽泣了两声。）

催：请问潜意识，发生了什么？

潜：……（一段时间后若飞的状态恢复了正常，语气却变得更加厚度、沉稳。）他需要更坚定一些。需要通过别人的反应来看自己，也要通过自己的感受，了解自己——既要顾及对方的感受，也要顾及自己的感受——不用太在意别人的感受，做他自己想做的就可以了，不用担心别人的反应。

（若飞断断续续说了这几句话，催眠师却发现，这是三个不同的层次，而且一层比一层更注重自我的存在和感受。我想，这是若飞在说这几句话的时候不会关注到它们内在的层次，我想，在这个过程中一定有什么已经发生了变化。）

催：您为什么让他看那一只孤单无聊的乌鸦一飞起来就觉得轻松愉快了？

潜：换个位置感受就会不一样的。

催：您说的这句话，对他的现实生活有什么意义吗？

潜：去尝试自己没有尝试去做的，行动起来很重要。

催：那最后很容易就到找自己的伙伴是想告诉他什么呢？

潜：他需要去找他的伙伴了，他的朋友们离他并不远。

催：您上次帮我们回答问题，也说，他很怀念他的小伙伴，但是他回去之后，没有去寻找他们。这一次再跟他强调这件事，您觉得他会去寻找他的伙伴吗？

潜：可以啊！

催：为什么这一次跟上一次不一样？

潜：因为这一次的恐惧比上一次小多了。

催：您确定他现在的恐惧比上一次见面的时候少得多？

潜：是的。

催：最后您让他看到重新回到了冰川之上，感觉到安静而辽阔，是想告诉他什么？

潜：该放松的时候就可以放松。

催：非常感谢您对他看到的这些场景给予的详细解释，他还有一些问题想请您回答，我可以向您提问了吗？

潜：好的。

催：他说他不知道自己是否喜欢过谁，不知道爱是一种什么感觉。刚才在聊天的时候他谈到了一个女生。您觉得他喜欢这位女生吗？

潜：喜欢。

催：那为什么他自己不确定自己是否喜欢她呢？

潜：现在他自己的感受还很乱，他需要先把自己平静下来，再去考虑这件事情。

催：怎么才算自己平静下来了？

潜：等他坚定自己的想法，不太在意别人的态度时。

催：好的。一份工作可以让他更快地改变现状吗？

潜：是的。

催：他现在犹豫的是去父亲的店里工作还是去朋友的武馆？

潜：去朋友那里。

催：朋友邀请他去，他为什么一直迟迟没有答应呢？

潜：他觉得自己现在的状态不能胜任这份工作，他想先去锻炼身体。

催：关于锻炼身体，您有什么建议给他呢？

潜：去附近的健身房办张卡，他需要跟很多人在一起锻炼，才能坚持下来，不要自己练。

催：他回去就会听你的建议，立刻去找地办卡开始练起来吗？

潜：这个要看他自己。

催：您建议他选择去工作，您觉得这份工作给他带来的意义是什么？

潜：生活状态的改变和提升，会觉得自己更有责任感，会对自己更有信心。

催：嗯，他之前总觉得人多了就不自在，工作也免不了与很多人打交道，你觉得这个问题在今后会改变吗？

潜：会的。多去尝试，不要害怕。

催：若飞是一个什么样的人，在工作和生活中他有什么天赋和优点？

潜：他很诚实。他身边的人都知道。

催：嗯，那他有一个困惑，他说与他哥哥的沟通很困难。为什么？

潜：他还是在哥哥面前不敢做自己。

催：还有别的原因吗？

潜：他不相信他哥哥，不了解他哥哥。

催：那您觉得他哥哥是一个什么样的人？

潜：有主见，有责任感，重视自己的感觉。

催：啊？这跟他与我描述的哥哥完全不一样啊！他一直觉得哥哥活在爸爸给他安排的生活套路里，不聪明，没本事，也不敢说不。

潜：所以他不了解他哥哥。

催：为什么他之前会认为哥哥生活在爸爸的影子里？

潜：是因为他太没有主见了，一直活在父亲的影子里，不重视自己的感受。所以，他会觉得别人也是这个样子的。

催：您觉得他会相信您对他哥哥的评价吗？这完全是相反的评价。

潜：现在相信了。

催：对他哥哥印象的改变，会影响他与哥哥的关系吗？

潜：会的。他会更相信他哥哥、依靠他哥哥，他们再聊天的时候，他会更放松、更打开、更信任他哥哥，会去认真地听他哥哥说的话。

催：还有跟他父母的关系，也在困扰着他，他总是会习惯性地猜测父母在想什么，这是为什么？

潜：因为他想迎合父母，想知道怎么做才会让父母开心。

催：他能猜到父母在想什么吗？

潜：怎么可能猜到别人真正在想什么呢？！别猜了，坚定地做自己，体会到自己的存在，提升自己的状态就好了。

催：自己去探索，自己去进步，自己做好了，父母自然就会开心了，是这样吗？

潜：是的。

催：他的胃偶尔会不舒服，您能帮他看一下吗？

潜：他吃饭不规律的问题，没有什么大问题。

催：请您帮忙扫描一下他的身体，看一下他身体现在的状态。

潜：……缺少锻炼，饮食也要注意。

催：他说自己的价值感很低，为什么？

潜：从来也没有工作，朋友也很少，而且好久都没有联系；长时间一个人待着。

催：那他之后听您的话，出去工作，交朋友，价值感会有明显提升吗？

潜：会的。多行动吧。

催：行动是需要动力的，您觉得今天的这些话，会给他足够的动力吗？

潜：会的。

催：如果在行动的过程中，他犹豫的时候，您有什么办法可以持续推动他吗？

潜：……他自己知道了。

催：确定他知道了？不需要说出来，只在心里明白就可以吗？

潜：他自己知道，不会忘记的。

催：从能量层面来看，非常好的状态是 100 分，经过今天的调整，他现在的状态能有多少分了？

潜：六七十分吧。

催：不错嘛。今天您能不能直接帮他提升一下能量？

潜：不可以。他需要在生活的小事上，一点点地提升自己的能量。

催：好的，我知道了，生活中每做一点探索和尝试，都会提升他的能量，增加他的信心。好，我现在想让他回到安静辽阔的冰川之上，与他的朋友们在一起，感受自己的存在，感受自己内心的安宁和心胸的开阔。在那个环境中待一会儿，直到您觉得可以离开了就告诉我。

潜：……可以了。

催：在结束今天的对话之前，您还有什么话想要告诉他？

潜：……我会一直陪着你！（这是直接对个案说的一句话，现场的能量极其强大，我都淹没在这种强大的能量场中。）……我会一直陪着他的！（感觉这句话是对我说的，有种抽离感，理性一些了，能量也没有刚才那么强大了。）相信自己！！！

催：谢谢您直接告诉他这一点。我们可以结束了吗？

潜：可以。

七　余韵尾声

从催眠状态中出来，我明显感觉到若飞整个人轻松多了。他不再拘谨地十指相扣，不再坐立不安，与我的对答也流畅多了。

我跟他说：你觉得这次催眠最重要的一句话是什么？

他说：是最后的那句"相信自己"吧！

我说："相信自己"很重要。我觉得那句"我会一直陪着你"！很有力量。我在哄孩子的时候，不管是姐姐害怕不敢下水游泳、焦虑不会系鞋带，还是妹妹想要吃的拿不到、怕见陌生人求抱抱，我都会说一句"妈妈在"！"妈妈在"这句话是万能的，很多时候，一句"妈妈在"他们就不焦虑、不害怕、不着急、不生气了，虽然我也没有帮她们做什么。我觉得"我会一直陪着你"和"妈妈在"是一样的。

我忽然看到若飞的眼睑和鼻头一阵潮红，泪水无声地流了下来。……过了一会儿，他说："刚才，我好像一下子有了这种感觉，感觉到了'那个我'陪在我的身边。我真的很需要这种陪伴的感觉。

如果我知道有人一直在我的身边鼓励我，支持我，我在做事情的时候，就会有勇气，有信心。我就不害怕了。"——这是今天我听若飞说过的最长、最连贯、最动情的一句话。

催眠师说

事情的真与假并不重要，重要的只是感觉。

我到底也不确定若飞的哥哥是一个有主见的人还是没有主见的人。而且，我觉得主见的有无也不是一件绝对的事情。

关键是潜意识的评价改变了若飞以往对哥哥的印象，知道哥哥并不是自己之前认为的那个没有主见、没有感情，只是父母掌控下的一个木偶，而是可以掌握和左右自己生活的人，他就会对哥哥产生足够的尊重和信任。而这份尊重和信任，可以让他们之间的沟通越来越顺畅。

"冰冻三尺，非一日之寒。"若飞成长与转变也不是一蹴而就的。若飞回家之后跟我反馈，陪妈妈出门逛街，感觉比之前自然多了，也开始约表弟一起玩了，开始与家人谈论找工作的事了。

他像一个孩子，需要有足够的时间，慢慢地成长和转变。

附 录

APPENDIX

（关于催眠你了解得很少）

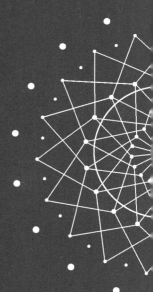

催眠之前你要做什么准备？

一　信任是前提

很多人问我，要做一次催眠，个案需要准备什么？我想，最重要的应该是准备好信任和放松了吧。有些人听到这句话就更茫然了——那我要怎么做才能信任催眠、信任催眠师呢？不信任，又怎么能放松呢？下面这些文字，就是一个长长的回答。

关于信任，扪心自问，每个人心里都有杆秤，都有数。他是否百分百地信任催眠技术？他是否百分百地相信潜意识的存在？他是否真的信任眼前的这位催眠师？

我想说的是，很少有人能够百分百纯度地相信。如果你能够毫无杂念地相信潜意识的存在，那么就可以不用借助催眠直接跟潜意识沟通了。

我想说的是，如果不是百分百的信任，也完全没有关系。哪个催眠师对催眠以及潜意识的信任不是建立在多次的催眠与被催眠实践的基础上呢？我们怎么能要求个案一步到位地完全信任催眠呢？

作为催眠师，对于一场没有开始的催眠，对于一位素未谋面的个案，又会有几分的信任呢？我们怎么能够要求个案毫无保留地去相信一位陌生的催眠师呢？

我想说的是，没有关系，只要个案能抱着试试看的尝试态度，来到催眠师的面前，这就有了一个友好的前提和基础了，这就是成功的一半了。因为生活的节奏这么慌乱，没有谁会为自己完全不相信的事情浪费一点点的时间和精力。只要个案开始询问什么是催眠，只要抱着半信半疑的心态来到了工作室，就已经迈出了最坚实的第一步了。

百分百的信任是需要在整个催眠的过程中一步步地建立的，这是催眠师和个案两个人的游戏，需要两个人的合力来完成。只要有了初步的信任，我们就可以来说说放松这回事了。

二　催眠师会这样做

谁都体验过紧张与放松这两种不同的感觉。但是，我们更多的时候，是一直在紧张的状态中自己却不知道，或者是越想放松越不能放松下来，搞得自己更紧张了。回想我开始学游泳的时候，教练不停地喊：肩放松！腰放松！腿放松！刚开始的时候，我觉得我自己没有紧张啊，你到底要让我怎么做？！——其实那时我已经紧张到不知道自己紧张的程度了。

后来稍微放松点了，才发现自己的身体是紧张的，但是我怎么努力都放松不下来啊！

催眠师怎么做，才会让面前的个案放松下来呢？这是个问题。

首先，催眠师会用专注的陪伴让个案放松。什么是专注的陪伴？催眠师在两三个小时甚至更长的时间内，什么都不做，只是听你讲你的故事。后来，我才明白，在这个过程中，个案会有一种被看见、被听到、被理解、被关照的感觉。而渴望被看见、被理解，是每一个灵魂真诚的呼唤。生活中有多少的痛苦，都来自于我在这里，你却无视我的存在！

我的老师甚至"苛刻"地要求我们在谈话的过程不能记笔记。做了很久的催眠，我才明白，我如果爱你，你说的每一句话，我都会记在心里，你的每一次情绪的流露，我都会看在眼里，而不是用笔记在没有温度的白纸上。

　　其次，催眠师会用温柔的、有节奏的声音让个案放松。什么是温柔的、有节奏的声音？"单调重复"是催眠的一种方法，它也是有节奏的。但是我们的声音不是"单调"得让人乏味的节奏，更重要的是"温柔"的节奏。我找到了一种让人理解"温柔"最简单的办法。如果有人不懂得什么叫温柔，那么，最容易找到温柔感觉的情景就是看着一个刚出生的婴儿。你不用说话，不用抱也不用碰他，你只是看着他，看着他打一个哈欠，看着他微微一笑，看着他甜甜睡去，整个人很快就会温柔下来。

　　带着这种母性的、温柔的感觉去有节奏地引导个案，顺其自然，个案也会很快进入放松的状态。有些催眠师也会借助音乐、香熏甚至拍打让个案在催眠前放松下来。这些都是个人喜欢的补充方法，没有什么不可以。

　　上面这些是催眠师去做的，下面才是跟个案说的。

三　不要预设回溯的剧情

　　这里我着重想说的是，让个案更多地知道在催眠过程中会发生什么，也许他们会更放松。

　　首先，你不是想看到什么，就一定会看到什么。不要预设，不要控制，不要限制自己，让催眠中展现更多头脑无法预计的可能性吧，因为催眠中看到什么真的不是我们头脑可以预设和排演的。

　　有些个案来催眠是预想好了，他想要看到什么。比如，一个人想来解决与情人的纠缠关系，看了很多灵性的书籍与大量的案例之后，终于决定要做一场属于自己的催眠了。

他觉得，在催眠中一定会看到自己与情人的前世关系，他甚至早就开始设想他们一定是前生相欠、今生相见的。对不起，你可能看不到！你看到的可能只是今生小时候与妈妈在一起的场景，因为与妈妈的关系，才是他与情人关系纠缠的原因。

潜意识的安排总是高妙到无法让人捉摸，全局呈现之后又让人击节赞叹。我记得之前有一位个案，有高人说他的几个前世都是皇帝、重臣和名将。他特别想通过催眠来印证一下自己到底有没有做过这些大人物。其实，他在心里是多么希望自己就是那样功高千古、威震一方的大人物啊。结果，他在催眠中看到自己是一个贫苦的农民，在田里挥汗如雨地耕种，回家用很粗糙的大陶碗喝水。潜意识安排这样的过程，大概就是不想再增加他内心的那份骄傲，而是让他看到自己生命过往中的另一面，不要沉陷在过去的荣耀或权势之中。你的过去可以是任何的样子，但是，当下才是生活的重点。你需要更踏实、平凡地面对当下的人生。

所以，不要执着于看到什么，因为潜意识更明白当下的你需要什么，他为你呈现什么才是更合适的。

相反，有另一种情况，你拒绝看到的，潜意识比你还执着，他会转个弯地再让你看到。你不知道潜意识要干什么，而他知道！

最近遇到这样一个催眠案例。个案在之前的一次催眠中，了解到自己的一个前世故事：自己年少时的意中人战死沙场，她肝肠寸断，念念不忘。在那次催眠中，她悲痛不已，泪如雨下，挣扎着要求结束催眠，不忍继续。

在第二次催眠中，个案一下子又回到了那一世的场景中，但当时我并不知道。我问她看到了什么，她说什么也看不到。催眠师能通过个案的身体反应看到个案在催眠世界中的情况，我知道是她不想说。

她不想说，我不会要求她说的。我只好引导再换一个地方，她还是说看不见；再换时空去看，还是那一世！最后她服了，看就看吧，看看又能怎么样。

后来个案分享，她特别特别不想再一次回顾这一生。因为这一生的过程已经知道了，还有什么必要再看呢？而且，那么伤痛绝望的情绪，真的不想再次体验了。

结果，这一次，她看到了自己那一世全部的过程。年少时的意中人战死沙场，她后来遵从父母之命结婚生子，一生夫妇和谐、荣华富贵，最后寿终正寝。这一生，前一半是悲剧，后一半是正剧，十分贴合对应她今生要解决的问题。再回忆起这个经历，也就不再是悲伤和绝望，而是有所悟，有所得。

我想告诉你的是，催眠一开始，你永远都不知道潜意识要给你讲一个什么故事，他要干什么，那就给他机会，让他把想告诉你的事情一吐为快，等催眠结束之后，你有大把的时间可以去评判他这个故事讲得怎么样，听还是不听他给你的建议。

所有的事情都可以留到以后再做，你在催眠中需要的，就是保持着"爱咋咋地，编就顺着去编，看看我还能编出什么新花样"的心态，先让潜意识把故事讲完。

四　不要担心意外的发生

有人想做催眠，但他真的害怕过程中有不好的事情发生，如看到他不能接受的场景：离别，杀戮，甚至毁灭。是的，在回溯催眠中，有可能经历这些场景。但是，我想说的是，你一直是在潜意识的严密保护之中。潜意识在一次催眠中展现的，让你经历的，不仅仅是当下的你最需要的，而且，潜意识已经很好地衡量过了，所有的苦难与艰辛、悲情与伤痛都是现在的你可以承受的。

你在催眠中经历生死离别的时候，可能会肝肠寸断，但是，你永远都会从这些所谓的不好的体验中感受到更深层的爱，从而找到自己现实问题的原因，释放生活中莫名的情绪，重新找回原来属于自己的力量。催眠中，潜意识是绝对不会出现让你接受不了的事情的。

有人会说，我就是不能接受很惨烈的场景，即使我知道那些对我是有好处的。那么，我会告诉你，潜意识在播放故事的时候会"自动调焦"。记得有一次催眠的过程，个案看到自己是一只鸟。在描述这一只鸟的经历时，个案一直用第一人称"我"，等到后来这只鸟被蛇缠死的过程中，忽然换成了第三人称说"它被那只蛇缠死了"。潜意识自动保护了个案，没有亲身经历这个体验而转成了旁观者。

而且，在催眠中遇见催眠师觉得可能有危险的、有可能会对个案的心理有影响的场景时，也会"手动调焦"，帮助个案转换观察整个事件的视角。而且，在催眠的过程中，个案一直有选择的主动权，你可以随时按下暂停键，或者关机键，从催眠状态中出来。

有人会说，回溯催眠经常会经历死亡，而我最害怕的就是死亡。其实，在催眠中死亡的过程，大都是安静而平和的。在另一次催眠中作为一只鸟的一生的最后一天，个案这样向我描述："在一片田野之中，我静静地躺在草丛中，我没有受伤。看着天空慢慢地暗了下来，感觉周围的温度也慢慢降下来了。我有种不舍，有些不甘心离开。……天黑下去了。我感觉到自己的体温也在慢慢向下降。最后，我挣扎地向远处看了看，看到了星星。有一颗星星闪过，像流星一样划过天空。我闭上了眼睛。我死了。"

在描述的过程中，个案语气悠长，情绪平和。叙述的用词也简单、干净，甚至有些平淡。它是一个自然而然的过程，没有挣扎，没有恐惧，没有痛苦，相反，在整个过程中传递出来一种宏远、辽阔、永恒的力量。即使是意外的死亡，自杀死亡，当死亡来临、最终解脱的一瞬间，很多个案都会感觉到轻松、自在。

孔子说："未知生，焉知死。"大多数人对于死亡的话题讳莫如深。但在催眠中，由催眠师带领个案平稳地穿越"死亡之门"，感受生与死之间的转换与区别，是很常见的事情。真正在催眠中体验过死亡的人都会对死亡有重新的认识。

记得有一位参加集体催眠的女士反馈说，那次短短的体验让她感觉到死亡并不可怕，鬼魂并不可怕。在催眠中"经历"过死亡的人，才能恬淡安宁地面对我们人生路上必经的终点，才能在活着的岁月里安然接纳亲人的离开、朋友的逝去，相信死亡不会真正地将我们分开。

在催眠中经历死亡并不是为了猎奇，并不是为了探秘，而是对于提升个案的意识水平，发现身体问题的原因有着重要的意义。因为身体一些莫名其妙的疼痛或者胎记，大都是与某一生的死亡的情景息息相关的。

五　不要立刻评判催眠的效果

你知道吗？在整个催眠的过程中，你是一直被关照着的。催眠师一直会在你的身边，全身心陪伴着你，不会让你经历任何意外的创伤。如果你对我们的陪伴还没有完全地放心，那么，我可以告诉你，在催眠的全程，你的意识一直都在，你的意识是完全清醒的，在这个进程中任何一个阶段，你都可以随时决定停止催眠的进程！

不要去殚精竭虑、挖空心思地设计和预期你会在催眠中遇见什么，不要再无声抗议、用力挣脱你已经看到的一切，所有的担心都是多余的，这只是一段值得好好去享受的、完全放松的过程，你只需要把你遇见的告诉给你的催眠师，安安稳稳地，给啥看啥，有啥说啥。

因为你有催眠之后的所有的时间去思考你看到的场景、质疑潜意识的话。但是你只有这短短的几个小时的时间，让潜意识出来直接发表他的观点。催眠之后，你有绝对的权利去选择相信潜意识的话，也可以把这个催眠的录音束之高阁，再也不想这个件事。

如果此时，你还在疑惑，我怎么知道这是我说的还是潜意识说的呢？万一是我自己说的呢？万一是别的什么东西装成潜意识来骗我呢？好的，不管是谁说的，总要说出来，才有机会以后去慢慢分辨是谁说的啊。

有一次，我问潜意识：个案会相信是您说的话吗？潜意识很牛地说：她不相信又能怎么样？她不相信，但以后她会慢慢相信的。她半信半疑，她需要在生活中求证。这些会在她以后的生活中慢慢发酵的。

所以，一次催眠的效果不是在催眠结束的那一刻就可以给出一个分数的，它需要在催眠之后的很长一段时间里，才会慢慢地显现。一个催眠的过程结束，影响后期效果展现的，还是个案是否选择去认真多次地听取催眠的录音，选择相信催眠中潜意识的话，选择时刻与那种高频率的状态对齐。

一次催眠的过程，不是催眠师或个案可以主导和安排的，那么，一次催眠的效果，也不是我们催眠师和个案在催眠结束的那一瞬间可以评判的。一次好的催眠是在个案的心里种下一颗种子，有一种力量会让它随着时间慢慢地生根发芽长大。

催眠常见问题解答

一、什么是催眠?

催眠是心理咨询常用的方法之一,可以帮助人们解决心理问题以及由心理问题引发的身体问题。人们对催眠最大的误解是催眠了就睡着了,什么也不知道了。其实,在催眠的过程中,被催眠者的意识一直都在,是清醒的。催眠有很多的流派,如量子催眠、OMNI催眠。

二、催眠的一般步骤及时间?

催眠一般来说分为面谈、催眠、总结三个步骤。一次催眠时间的长短由催眠方法、需要解决问题的多少以及个案的放松程度等多种因素决定。催眠所需时间从几分钟到几个小时不等,一次完整的量子催眠大约需要4-6个小时。

三、催眠之前需要做什么准备?

从广义上来说,要准备好开放的头脑和放松的心态。具体来说,最重要的是准备好一张问题清单——告诉催眠师,您想在催眠中解决的问题列表。除了一张问题清单,还有一些外围的注意事项,包括:

1．为催眠留出足够的时间，前后不安排其他重要的事情。

2．催眠的前一夜要休息好，有充足的睡眠，不要喝酒、咖啡等。

3．催眠之前吃得清淡一点，最好是吃素。

4．穿着宽松舒服的衣服，不要化彩妆，不要戴隐形眼镜。

5．催眠当天最好不要开车。

四、如何写催眠的问题清单？

如果一次催眠只是解决单一的问题，就不需要在催眠清单上费太多的力气。但我喜欢在一次量子催眠中解决更多的问题，我会鼓励我的个案尽可能多地写出问题，当然，您可以放松静心，或冥想一会儿，先在心里全面而清晰地整理自己过往的生命历程，然后再动手去写。这张问题清单可能包含的内容有：

1．身体上的问题。无论是大问题还是小毛病，潜意识对疾病产生的原因总有他独特的解释，如果您被身体的某个或多个问题困扰，那么，把它写下来，不管是看起来很严重的问题，还是只是烦人的头皮屑，只要困扰到了您，您就可以把它写在问题清单里。

2．人际关系。写下来困扰到您的人际关系，不用写具体的经历，只提示一下你们的关系就可以，最好连这段关系给您的感觉也一起写下来。当然，您也可以写下您好奇或感恩的人际关系，在催眠中您可能会知道，彼此遇见的原因。

3．生活问题。生活中总会有许多的迷惑让我们看不清前进的方向，生活中总会有无数的选择让我们进退两难，生活中总会有那么多的意外让我们措手不及。小到项目预期，大到工作选择，都可写进清单。当然也包括极其个性化的问题，如我为什么看见沙漠的照片就莫名的烦躁？我为什么会恐高？这些都是不错的问题。

4. 其他问题。世界上有没有外星人？我们的宇宙究竟有多大？亚特兰蒂斯文明是真实存在过的么？出体是一种什么感觉？如果时间还很充足，我们可以与潜意识一起探讨任何您感兴趣的问题。

但是，请给您重点关注的问题做个标记，我们将重点讨论那些对您来说重要的问题。其实一张很长的问题清单归纳总结下来，重点的问题一般也不会超过三个。

五、如何选择正确的催眠师？

催眠师没有绝对的好与不好，建议您以直觉的方式，选择您喜欢的、有共鸣的催眠师。这种莫名的喜欢，会让您直接信任他（她），愿意把您全部的感受与经历告诉他（她），会在他（她）的面前无保留地敞开自己，这样可以让您的催眠收获最大化。就像谈恋爱一样适合自己的就是最好的，那是一种感觉，这很难通过对比催眠价格、查看催眠师的资历去分析和选择。如果您没有什么特别的感觉时，朋友、亲人的推荐也是一种不错的办法。当然，您还可以到量子催眠中国的官网（http://www.qhhtchina.com/）上查找经过认证的量子催眠师。

六、所有的人都可以被催眠吗？

从科学的角度来看，每个人都可以被催眠，只是程度不同。有些"梦游"体质的人容易进入深层催眠状态，有些"左脑型"的人则比较难以进入深层催眠态。从脑电波的研究发现，我们90%的非睡眠时间都处在某种程度的催眠状态中。举例来说，只需要看着电视节目，短短十几秒我们就自然地进入催眠状态（阿尔法脑电波），这就是为什么商业机构花那么多钱打广告的原因。只是我们每天所经历的催眠状态是没有目标导向性的，那只是催眠状态的呈现，不会自动创造任何疗愈效果和解决问题。

七、催眠适合所有的人吗？

适合催眠的人群很广泛，首先是身体条件要适合，精神正常，听力和表达没有问题，与催眠师可以正常沟通。其次是需要个案从心理上接受催眠，愿意通过催眠解决自己的问题！

各个催眠流派的具体要求也不尽相同，量子催眠要求个案年龄在 16 周岁及以上。16 岁以下的孩子或者行动不便、沟通不畅、思想固执的老人，可以用量子催眠中的替代疗法解决问题，即催眠对他们的情况特别了解、特别关心他们的人，从而解决他们的问题。当然，代替者也必须是自愿的。

八、催眠安全吗？会不会醒不过来？

就像睡觉可以醒来一样自然，每一次催眠都会结束，没有哪个催眠师有本事让个案一直停留在催眠状态中。

催眠过程中会有很多专业的保护措施，保护个案的安全。而且，个案的意识一直都在，如果有任何不安全的感觉，个案的意识都会自动接管，让个案从催眠状态中直接"醒"过来。

九、被催眠是一种什么样的感觉？

催眠中的感觉因人而异，只有体验过催眠或者有过近似能量体验的人才会真实地明白那种感觉。在催眠中个案可能会特别清醒，也可能处在一种模糊的意识状态。身体可能觉得特别轻松，甚至感觉不到身体，也可能部分肢体有发热、发麻、发胀的感觉，这都是催眠过程中的正常现象。在整个过程中，可能看到一些画面，听到一些声音，感受到一些突然而来、强烈释放的情绪。所有这些的发生，都不是固定安排、一成不变的，都是根据每个个案的情况自然产生的。如果有什么不明白的地方，您都可以在催眠结束后与催眠师讨论和交流。

十、我会记得催眠中的经历吗？

首先，整个催眠过程，您的意识一直都在，您一直都是"清醒"的，您知道发生的一切，甚至可以左右和控制整个催眠的过程。

其次，从深度的催眠状态中出来后，催眠中的某些片段就会变得模糊起来，就像从一个清晰的梦中醒来，过了一会儿就记不太清楚了。但是，只要听催眠师谈到某个细节，或者自己听录音时，这些模糊的印象又会清晰起来。

第三，也会有极个别的个案完全不记得催眠过程中发生了什么，那也是正常的。这说明在催眠中个案的头脑一直处在深度放松的状态，头脑全程休息没有工作，所以也就没有记忆，而这从催眠效果来说是非常好的。

第四，量子催眠师会用专业录音笔记录催眠的整个过程，催眠结束之后会把录音送给个案，所以，不要担心不记得在催眠中说了什么、经历了什么。

十一、催眠师会为我保守秘密吗？

是的，请放心，催眠师作为心理咨询师，有为个案保守秘密的义务。您在本书中看到的关于催眠的分享，都是得到个案本人同意才分享给大家的。即使是分享，也会匿名或化名，一定不会出现真实姓名及特别详细的可以猜出本人的信息。个案同意分享还包括只同意分享自己催眠的部分情节和自己的部分经历。合格的催眠师一定会尊重您的意见的。

十二、我需要做一次催眠吗？

催眠是解决心理问题的方式之一，是与自己内心的链接，向内去寻找答案，倾听自己真实心声的过程。如果您想解决自己的问题，进一步认识自己、了解自己，那么您可以从此刻开始感受自己内心的渴望，是否听见有种声音在提醒您，这是您需要的。这个问题的答案不在外面，而在您的直觉里。

十三、我没有什么问题，只是好奇，可以做催眠吗？

催眠分很多种，舞台催眠就是一种满足大家好奇心的催眠，可以用来娱乐生活。但是疗愈性的催眠，是一件严肃的事情。如果只是单纯的好奇，并没有相信催眠，没有打算接受催眠的建议和指引，那么，催眠中得到的信息也会被扔在一边，不会对个案的生活有什么影响。所以，好奇宝宝多看看别人催眠的案例就足够了。当然，如果您特别的好奇，也可以把这个好奇当问题来催眠找答案。

十四、我觉得自己不容易被催眠，那我也可以做催眠吗？

首先，这句话就是一句很好的自我催眠的台词，如果您信了，您就自我催眠成功了。

其次，如果您曾经被其他催眠师催眠过，请不要用以前的经验限制了您之后的体验。

第三，如果您觉得之前从没有进入过催眠状态，那么，您可能对催眠状态的定义有些偏差，事实是每个人每天都被无数次的催眠，只是自己没有感觉到而已。

第四，有些"左脑型"的人即使被专业的催眠师催眠了也不承认，还会认为自己在催眠中看到的一切都是自己编的，就是为了来配合、应付催眠师的。我会告诉这样的个案，他们很棒，因为他们在催眠的过程允许自己"编"了下去，没有自动终止催眠过程。这些他们"编"出来的故事也携带着大量的他的生活经验和思维模式，也会折射出他们内心的状态。潜意识也会解释他们编这些故事的意义，以及这些故事给个案带来的启示。当然，最关键的还是那句话，个案是否选择相信这个结论，这是由个案自己来决定的。

十五、如何才能获得更好的催眠效果？

任何的催眠，都是自我催眠。所以，请允许您自己放松和信任催眠，接受催眠师的引导，让自己进入催眠状态。同时，放下您急切的期待，相信所有的发生都是最好的发生。因为当您安静和放松下来的时候，达成的效果一定会超乎想象。

十六、可以带其他人来陪我一起催眠吗?

　　疗愈性的催眠整个过程不允许外人旁观,因为有他人在场,会对个案产生某些微妙的影响,使个案不能完全坦诚地讨论和面对问题,从而影响催眠效果。如果您特别想有人陪着您来催眠,那么可以先跟催眠师沟通一下,您在担心什么。移除这个担心的情绪,就可以一个人面对一次催眠了。当然,催眠结束后,您可以将您的催眠录音或者催眠感受分享给任何您想分享的朋友。

十七、催眠后有什么注意事项?

　　1. 结束之后最好及时吃点东西,喝点水,可以让意识完全从催眠状态切换到清醒状态。

　　2. 离开催眠场地时最好不要开车,不要立即去处理非常重要的事情。

　　3. 及时、反复多听几遍催眠录音。不管您觉得对当天的催眠经历是多么地了解,还是建议一定要听录音,您会有与催眠状态下不一样的感悟。

　　4. 建议在听录音的过程中,用文字记录下关键的话语。如果您能用文字总结一下对催眠的感悟,那就太棒了! 整理的过程您会有更多的收获。

　　5. 妥善保管好催眠录音,几个月或几年之后,如果遇到新的问题,您可以再听一下录音,其实很多问题的原因已经提前剧透过了。这时再听录音,您会有更深的感慨。这样可以让每一次催眠都有持续不断的收获。

什么是量子催眠疗法？

一、What is Quantum Healing Hypnosis Technique?

Dolores Cannon's method of hypnosis, Quantum Healing Hypnosis Technique[SM] (QHHT®), involves inducing an individual into the Somnambulistic state of trance through visualization. A state which under ordinary circumstances is experienced only twice daily: the moment just before you become consciously awake and the moment just before you fall asleep. Historically, hypnotists have avoided conducting research with subjects in this state because of the often strange and inexplicable results that are recorded. Dolores Cannon begun her research of lost knowledge and reincarnation in the late 1960s by developing QHHT® for past life regression sessions with her subjects.

Not one to be limited by this disciplinary stigma, it was working with clients specifically in the Somnambulistic state and exploring the possibilities that led Dolores to discover that any individual can gain access to experiences of Past Lives they have lived. It was also exploring with clients in this state that she discovered an infinitely knowledgeable and powerful aspect of each individual that can be contacted and communicated with. This part of ourselves, as Dolores had learned, is always present with us and exists just below the surface of our conscious mind, so she appropriately chose to label it The Subconscious. The Subconscious is what gave her and practitioners of her QHHT® technique access to past lives and performs instantaneous healings when appropriate. Over her 45-year career, her technique has proven to be effective on thousands of people all over the world regardless of their Age, Gender, Personality, Physical Symptoms, Religious Beliefs or Cultural Backgrounds. Supplementing the vast body of work Dolores had produced, the results experienced by QHHT® Practitioners, students of Dolores who have learned her technique and practice it with their own clients, conclusively support the finding that we have all lived multiple Other Lives and we all have a Subconscious which contains the answers to any question we may have about ourselves or the life we are living.

一、什么是量子催眠疗法？

朵洛莉丝·侃南的催眠技术——量子催眠疗法^{SM}（QHHT®），是通过视觉化观想的方式引导个案进入梦游似的恍惚出神状态。一般情况下，人们每天会两次经历这种状态：即将醒来的时刻和即将入睡的时刻。历史上，催眠师会避免让客户进入这种状态进行对话，因为这种状态通常会出现一些奇怪的和无法解释的事情。朵洛莉丝在20世纪60年代末期，通过发展QHHT®催眠技术为她的实验对象进行前世回溯，开始她关于失落的知识和轮回的研究。

朵洛莉丝突破这种行业惯例，通过对这种梦游态的研究与探索，发现个案可以在这种状态下获取到所有的前世经历。也正是对这种状态的探索，朵洛莉丝发现了每个人身上拥有无穷智慧与能量的那部分内容，而且我们可以与其连接交流。正如朵洛莉丝了解的，我们身上的这一部分是一直与我们在一起的，这一部分位于我们意识心理表层的下方，所以朵洛莉丝恰当地给其命名为潜意识。潜意识给予朵洛莉丝和实践者们通过量子催眠疗法访问个案前世并且在恰当的时候完成瞬间治疗的能力。在朵洛莉丝 45 年的职业生涯中，她的技术被全球数千名个案证明是有效的，而且与个案的年龄、性别、个性、物理症状、宗教信仰和文化背景无关。朵洛莉丝的经历和量子催眠疗法实践者们的体验，都充分证明了我们都经历了数个前世并且每个人都有自己的潜意识，潜意识拥有我们自身和这一生所有问题的答案。

二、What is Past Life Regression?

Past Life Regression is the first component of Dolores' QHHT® technique and involves the individual being regressed and guided through an appropriate past life from the first scene they first view, throughout the various periods of the life and eventually through to the death scene.

The Subconscious will select what past life to show the individual and they will be guided through it by the QHHT® practitioner conducting the session. The past life the Subconscious chooses to show an individual is always relevant to the current life the individual is living now and it is not uncommon for multiple Past Lives to be shown during a single session. The QHHT® practitioner will navigate an individual through a Past Life using a series of questions to help determine the time period and social setting of the life.

二、什么是前世回溯？

前世回溯是朵洛莉丝量子催眠疗愈技术的第一部分，这个部分个案会被引导到恰当的一个前世，从个案看到的第一场景，然后经历各种生活片段并最终进入死亡的场景。

潜意识会为个案选择合适的前世，个案会在朵洛莉丝和 QHHT® 实践者的催眠引导下经历这个过程。潜意识为个案选择的前世总是与个案现在的生活相关的，个案在一次催眠过程中会经历多个前世也不少见。QHHT®实践者们会通过一系列问题来确认前世的时期和社会背景来引导个案经历这个前世。

三、What is The Subconscious?

Dolores' Definition

The Subconscious that was contacted by Dolores and the practitioners of her QHHT® technique is the polar opposite to the subconscious referred to by psychologists and conventional medical professionals. During her early years as a hypnotherapist, Dolores became aware that through her unique technique of induction she was contacting and communicating with a portion of an individual's consciousness that was indeed a part of them, yet lay far above the level of their conscious mind, which is the part of ourselves we are aware of and use to interact with others on a personal level.The Subconscious is a suitable label given the context of Dolores' work; however, religions and spiritual teachers alike have attempted to identify and label this larger part of ourselves throughout history using a variety of different labels: the Higher Self, the Oversoul, Christ Consciousness, Higher Consciousness, the Universal Mind and Oneness. The Subconscious had stated to Dolores that it does not care what we call it, it simply 'Is' and is willing to work with those with a pure heart and true intent.

三、什么是潜意识？

朵洛莉丝的定义：

朵洛莉丝和她的QHHT®实践者们所接触的潜意识，与心理学家或传统医学专业人士所谈到的"潜意识"是绝然不同的。在朵洛莉丝早期的催眠生涯中，意识到通过她独特的引导技术，与她所沟通的确实是人的意识的一部分，然而这一部分是远高于我们的意识心理，即我们能感知并用于与其他人在个人层面交互的那部分意识。潜意识是朵洛莉丝工作中的一个合适的称呼；然而，历史上宗教或灵性导师们却尝试给予我们自身的这一部分不同的命名或标识：高我、超灵、基督意识、高意识、宇宙意识或合一。潜意识告诉朵老师，他们并不在乎我们如何称呼他们，他们愿意与纯洁的心灵和善良的意图合作。

四、Characteristics of the Subconscious

A series of fascinating changes occur, both in the individual hypnotized and the surrounding environment, once communication is established and the Subconscious is present. The first observable change is a dramatic rise in the level of energy in the room, with those present often describing feelings of euphoria and intense excitement. Without exception, a feeling of both immense power and immense love is experienced by all in attendance.

四、潜意识的特征

一旦与潜意识的连接建立，被催眠者和周围的环境都有一系列的有趣的变化。最初的可观察到的改变是这个屋子内能量急剧提升，这时屋里面的人经常会有精神愉快和强烈兴奋的描述——没有例外，所有的在场者都会感受到强烈的能量与爱。

五、Working with the Subconscious

Dolores' main objective was always to help improve the lives of the clients she worked with. Therefore, the purpose of working with the Subconscious is always to help an individual to the greatest extent possible in whatever capacity possible. This help can come in many different ways.

The Subconscious knows everything there is to know about an individual and the life they are living now, so one of the first actions taken by the QHHT® Practitioner is to ask the Subconscious the questions an individual has about their own life. Obtaining this information on behalf of the individual is crucial to the healing aspect of the technique as it provides them with comfort, support and greater understanding in many different areas of their life. The Subconscious will only choose to share information that is appropriate at the time and information that will only be of benefit to the individual.

The explanation the Subconscious gives for why we experience disease will most certainly challenge the belief systems of many people in our current medical and scientific paradigms. As we move through this time of great change and transition, many people are indeed stretching their belief systems to incorporate new ideas and concepts by seeking out alternative information that mainstream science has either dispelled or ignored. Many long held paradigms of accepted thought are beginning to crumble and are slowly being replaced by concepts and ideas that can no longer be suppressed as a result of the Internet and instantaneous communication all over the world. In order to understand the Subconscious and this component of Dolores' QHHT® technique, you will have to stretch your belief system to enable you to understand the following concepts in the context they are given.

This concept is extremely challenging to even consider at first and many will reject it as either illogical or irrational.

The myriad of advances in Quantum Physics over recent decades have triggered a snowballing body of evidence supporting the notion that the thoughts that we predominantly think dictate the reality we experience. In fact, a large body of scientific evidence now exists which proves that thought has a direct, measurable effect on physical matter. This is simple to understand when one considers that all matter is just energy vibrating at different frequencies. Thought is the projection of energy and we have evolved to a point where we have conscious control over our thoughts and what we think. The spoken words 'I love you' and 'I hate you' are the physical projects of thought energy. Now think about the effect those phrases have on the physical bodies of whom you may say them to.

The goal here is not to convince you of anything you are not ready to accept, nor is it to persuade you to reject anything you are not ready to disregard, it is simply to provide you with a platform upon which you can understand how Dolores' QHHT® technique works and how the results it achieves are possible.

五、与潜意识合作

朵洛莉丝最主要的目的是提升个案的生活、身体状况。因此，与潜意识合作的目的总是在允许的范围内最大程度地改善个案的现实状况。这些帮助可以是多方面的。

潜意识知道个案所有的事情和个案现在的生活情况，所以 QHHT® 实践者们做的第一件事通常是询问潜意识关于个案生活中的问题。代表个案获取信息对于这个技术治疗的方面十分重要，因为它可以在他们生活的不同方面为其提供舒适、支持和更多的理解。潜意识只会选择分享在当时对个案最有益的信息。

潜意识给予我们经历疾病的解释，肯定会挑战许多人对现有医疗和科技模式的信仰体系。在我们经历这个巨大变革和转变的时期，许多人都在通过探索主流科学所排斥和忽略的可替代信息以拓展他们的信仰体系来接纳新的观点与概念。随着全世界互联网和即时通讯的发展，很多我们长期所接受的一些观念开始崩塌并且慢慢被解禁的概念和观点所取代。为了理解潜意识和朵老师的量子催眠疗愈技术的这一部分，你必须扩展你的信仰系统，以便你能理解随后文中他们提到的概念。

第一次接触并接纳这个概念是一个很大的挑战，很多人都会认为这个概念不合逻辑或荒谬而拒绝它。

近几十年来，量子物理学界的无数进展引发了一个滚雪球般的证据，证实由我们主要想法形成的思维决定了我们所经历的现实这个观念。事实上，大量的科学证据可以证明，思维对物质实体有一个直接的可测量的影响。当一个人考虑到所有物质只是不同频率的能量震动，这个观念就很好理解了。想法只是一种能量的投射，并且我们已经进化到一个时间点，我们可以有意识地控制我们思维和我们想什么。我们说的话，"我爱你""我讨厌你"只是思想能量的物理投射。现在想想你把这些话说给其他人时它们对他身体的影响。

这里的目的不是要说服你去接受那些你还没有准备好去接受的观念，也不是劝说你去放弃那些你还没有准备好要放弃的事情，只是为你提供一个更高的平台，帮助你理解朵洛莉丝量子催眠疗愈技术工作原理和它实现结果的可能性。

六、Healing

The Subconscious has the ability to identify any physical problem it detects within the body to a QHHT® Practitioner and explain the causes for its presence, be it from the current life or a past life. The Subconscious is then asked if it is suitable for healing to occur, which, if it is, is done instantaneously with no medication, surgery or pain involved. Very often, simply understanding why a disease is present or why a particular emotion is being experienced is sufficient for it to be relieved and removed by the Subconscious.

Over the course of her career, Dolores had conducted sessions with clients where the physical healing that occurs had been challenging for even her to comprehend. She had been teaching her technique to students all over the world for a decade and many write back detailing miraculous accounts of a similar nature.

Before detailing this list of what is possible in terms of healing, it must be stated that healing can only occur if an individual wants to be healed and if it does not interfere with the goals of their lifetime. We are infinite souls who have incarnated on Earth for our own individual experiences. The Subconscious of a blind person would not heal his sight if being blind was one of the key aspects of his life he agreed to experience. Nor would it heal a physical problem someone had created through the lack of care for their body if they had not yet learned the lesson to love and respect their body. It is very literal in its thinking. Are you beginning to understand the logic?

There are no guarantees, but these are some of the remarkable results Dolores and her QHHT® Practitioners alike have experienced during sessions.

Cancer of all types at various stages being cured
- Cartilage being reconstructed between joints
- AIDS being cured and eradicated from the body
- Heart conditions being healed, afterwards surgery is no longer required
- Deteriorated livers being regenerated and restored to full function
- Damaged kidneys being regenerated and restored to full function
- Open flesh wounds being regenerated with no scarring
- Migraines being explained and their root causes removed
- 20/20 vision being restored where people no longer need corrective vision
- Diabetes being cured and the causes for it explained
- Intestinal problems being cured
- Lower and middle back problems being cured
- Neck and shoulder pains being removed
- Lung associated problems being cured
- Skin problems

Nothing is beyond the realm of possibility. There are no limitations, except the limits of your own imagination.

六、疗愈

　　潜意识有能力识别出所有的物理疾病，它检测 QHHT® 个案的身体并解释这些疾病出现的原因，这些疾病有可能来自这一世也有可能来自前世。之后潜意识会被问到，现在是否合适去治疗，如果潜意识回答"是的"，治疗就会瞬间发生而且不需要药物，不需要手术，也没有痛苦。通常情况下，简单理解为什么疾病会发生或者为什么个案会体验到一种特殊的情绪就足以让它被潜意识解除和移除。在朵洛莉丝的职业生涯中，她与催眠对象对话以及物理疗愈的发生都具有挑战性，让她都难以置信。朵洛莉丝在全世界教授她的技术已经有10年的时间了，很多学生都给她写信描述奇迹般的治疗。

在列出这些可能被治愈的疾病之前，首先要声明一下，只有个案想要被治疗，而且疾病被治愈与个案的人生目标不冲突的情况下，疗愈才会发生。我们是无限的灵魂，我们为了各自的体验而投生地球。如果一个人失明是他这一生必须体验的关键环节，那么潜意识将不会治愈他的失明。如果一个人因为没有学会去爱和尊重自己的身体这一课因而导致的疾病，缺少对身体的照顾，潜意识也不会帮助他。他们的想法很直白。你是否开始理解他们的逻辑了呢？

没有什么是一定的，但是下面是朵洛莉丝和她 QHHT® 实践者们催眠期间经历的一些非凡的成就：

- 各种类型不同程度的癌症被治愈
- 关节间的软骨组织被重构
- 艾滋病被治愈并且被根除
- 心脏病被治愈，治愈后已不再需要手术
- 恶化的肝脏得到再生并且恢复了所有的功能
- 受损的肾脏得到再生并且恢复了所有的功能
- 开放性新鲜伤口得到再生而且没有疤痕
- 偏头痛得到解释，而且导致头痛的根源被剔除
- 20/20 视力得到修复，人们不再需要矫正视力

267

- 糖尿病得到治愈，而且得病的原因得到解释

- 肠道方面的问题得到治愈

- 后背中低部位得到治愈

- 脖子和肩膀的疼痛被移除

- 肺部相关的问题被治愈

- 皮肤问题

没有什么不可能，只有你想不到的。

（源自朵洛莉丝官网：http://www.dolorescannon.com/about-qhht）

后　记

　　2012 年我成为一名催眠师，三个月后，我从出版社辞职，开始专职做催眠。

　　在反反复复的催眠与被催眠中，我原有的思维模式一次又一次遭到冲击，信念结构不得不一次又一次被拆撤重建。我不记得有多少次不得不捶胸顿呼催眠中情景回溯的巧妙与完美，不得不击节赞叹潜意识的智慧与伟大。

　　有一日，在奥林匹克森林公园，我与我的先生，同是催眠师的源清一边散步一边畅谈催眠中情景的安排是多么的精微奇妙，非人力所能及。他忽然停下来，站在我对面，看着我的眼睛，认真地说："我们这么感叹催眠的效果，是因为我们对催眠还不够了解，还不够信任！！！如果我们承认催眠就是那样，就应该是那样，那很正常，我们就不会一次又一次感叹了。"接下来的一瞬间，时间停止了，空气凝固了，静得可以听到我们彼此的心跳。

　　从那时起，我开始真正地踏实下来。之后做催眠，我也会感动，也会流泪，也会哭笑不得，也会惊讶到大脑短路、一片空白，但是，我内心知道，这些都是正常的，所有的意料之外都在我的预料之内了。因为我知道，我对这个世界真相的了解如同大海里的一滴水，在我认识的世界之外，有一个更宏大、更稳定、更有序的世界在按照它的节奏运转着，亘古不移。于是，我安然于自己的不知道，也安然于通过催眠发现的任何答案，安然于通过催眠达到的任何效果。

自从做催眠师以来，我仿佛进入了一个奇异的世界，我遇到了太多有趣的人和有意思的事。我迫不及待地想跟更多的人分享跌宕起伏的催眠故事，充满智慧和力量的潜意识的话。从开始的寥寥几句话、几行字，到后面高清的催眠实录、大段的催眠感悟，每一次的整理和表达，都让我觉得无比地开心。

我最初的想法很简单，因为催眠是我喜欢的，文字也是我喜欢的。我用文字记录下自己催眠世界的风景，一方面是给自己的经历留下一点点纪念，等到有一天蓦然回首可以看清来时的路；另一方面以文章的形式可以分享给周围的朋友，独乐乐不如众乐乐，大家一起来求索未知更好玩。那段时间，所有的催眠文字都是我为自己而写，是一个人的狂欢和独白。

一天，朋友问我，你为什么不开通一个微信平台，把你独特的经历和真实的感悟发布出来，分享给更多的人呢？我觉得这是个不错的主意，但又是一件严肃的事情，我必须想好我要写什么，怎么写。写催眠中的时空穿越，这是不是太奇幻不羁；写催眠前后个案的变化，这是不是有广告的嫌疑；写那些一般人未曾想过的前世今生的因果联系，这也未免太"怪力乱神"了。再说，谁会去看这些文字？是有一定灵性基础的人？还是对催眠完全不了解的人？我的笔调是严肃一些，还是随和一些？问题越想越多，越想越乱，迟迟没有行动。

过了一段时间，我忽然想通了，我有这么多困惑的原因在于我想迎合外面的世界、预想的读者，而没有心向内，专注地去表达自己想说的话！其实，我只需要像之前一样如实记录我走在催眠的路上遇见的风景就好了，不迎合，不回避！于是，我开通了"清静之初催眠室"的微信公众平台，开始在这里认真地记录催眠中遇见的人，遇见的事。从那时起，我开始有意地去写这一类的文章。

我读了几年的古书，"文以载道"的理念已经刻进了我的骨子里。既然要写出来，发布到大家面前，总是觉得要在这其中表达点什么"正事"。当我一次又一次地感叹催眠中所传递出来的智慧时，我多么希望这些智慧也可以影响和帮助到除了个案和催眠师之外的第三个人，乃至更多的人！

一次催眠过程，所付出的心血是一定的了，如果一次催眠的过程真的可以化身千亿，映入到更多人的眼帘，说不定也可以照亮匆忙赶路前行中的某颗迷茫的心。有了这些想法，我开始有计划地进行创作、编辑和发布了。微信公众平台成了我表达自我情感、传播催眠理念的平台。

如果没有方莉姐，故事讲到这里就结束了，也就没有后来您手里的这本书了。我在读研究生期间就认识了方莉姐。在我的心目中，她是一位温婉、博雅、大气的女子。有一天，方莉姐打电话来预约做催眠。可想而知，那对我来说是一个莫大的肯定和鼓励。她是一位对催眠师来说极省力气的个案，我们顺利地走完了催眠的整个过程，获得了潜意识的指引，解除了她来时的疑惑。做完催眠，我们去上岛咖啡喝下午茶。

亲历量子催眠的个案和优秀图书编辑的双重身份，让她感慨，如果能有一本记录催眠案例的书，可以展示一个人心灵成长的路径，提供些许人生的智慧，使读者得到某种心灵的慰藉，那该多好啊！当时我正在怀孕二宝，没有精力开展写书的计划。她勉励我一定要勤于动手，及时记录催眠过程中一些转瞬即逝的感受，以待来日。

念念不忘，必有回响。两年后的一天，我们旧事重提，一拍即合。

我决定把这些年来写下的文字整理成书，给自己多年的职业催眠师生涯作一个阶段性的总结，同时，可以让这本书中个案真实的生活故事与催眠过程，给读者提供一些参照，提供一些启示，看清自己问题的根本，看到自己内心的力量，不再怯懦，不再推诿，在痛苦与茫然中优雅转身。

出版合同签订，要写一本书的惊喜渐渐退去，我开始有些忐忑：我真的可以向读者说清楚"催眠"是个什么东西吗？我真的可以通过描述我的经历、我的感悟，展示催眠的真谛吗？我真的可以通过催眠的世界展现我们每个人神性的光芒？我有些拿不准。

对我而言，从单纯的自我爱好、随意抒写到有意识地为自己归纳总结经验而写是一个跨越；从为自己记事整理再到分享自己、启发别人而写，又是一步大的跨越；从在自媒体上个性化的天马行空地去写，又转到传统严谨的纸媒上去写，这又是一步大的跨越，我真的可以把我的感动和收获用一本书的形式传递给读者？我对自己没有把握。

犹豫和摇摆之中，我经常得到方莉姐的悉心指导，她的话总会让我拨云见日，再次鼓起勇气写下去。

我问她：如果全书都是按照催眠的流程去写，像是一本流水账，是不是太稳固而缺少灵动，让人疲惫生厌，不忍卒读？她说：这样相对稳定的结构更方便阅读，回溯的内容绚烂多姿，潜意识的回答妙语生花，已经足够引人入胜了。每一个案例里，都有故事、有逻辑、有思辨、有智慧，我们有必要让读者在相对简单的形式里集中精力去关照心灵变化的节奏。

写了一段时间，我又问她：我感觉我催眠过程中遇到的这些案例，吃喝拉撒，柴米油盐，爱恨情仇，不够酷，不够炫耶。我最近听说了一些其他催眠师的奇幻的催眠故事,有天庭地府、外星文明、太极空性等,要不要我把听说过的也写进来?她说:不要,只写你自己真实经历的温暖打动你的就足够了。真实是最有力量的,这些个案真实的苦楚与蜕变完全可以带领读者冲破原有的局限,打开全新的视角。

又过了一段时间,我问她:我觉得我在真实记录的过程中又有些犹豫。我不知道我的读者们可以接受怎样的真实。因为,每个人对于真实是完全不一样的感受。与今生完全契合、毫发无间的前世故事,读者会相信是在一两个小时之内个案在催眠状态下自发呈现的吗?流水账一般的潜意识问答环节中所体现出来的惊人智慧,读者可以感受到几分?催眠现场我所感受到的能量场的或细微或宏大的变化,会不会让读者觉得是醉人呓语、痴人说梦!我到底写到什么程度,才会让我的读者们觉得不是怪力乱神,不是封建余孽,不是洋垃圾?她说:真实地记录就可以了,相信一千个读者会有一千种收获。你无法迎合你头脑中所设定的某一类读者,只管去写!

在写作的过程中,我曾一度误入歧途,总觉得自己词汇贫乏,描述无力。有一段时间,我甚至陷入遣词造句的恐慌之中,总感觉找不到合适的词语来准确表达我的想法。我无数次地幻想可以启动自动书写的模式:一夜万字,招不虚发;字字干净,句句连贯;情绪跌宕,文采飞扬;哲思深邃,灵光可见;文不加点,倚马可就。

有一天午后,我忽然想到,我并没有必要在每一篇文章的词句上精雕细琢,不管我撒下金子还是沙子,只要能记录个案在催眠前后心灵成长的路径就可以了。读者也只是在他匆忙的人生旅途中,在某个午后或深夜投来一瞥。让他惊叹的绝不是我的某一个妥帖的形容词或者一个精心打磨的句群,而是这文字所传递、绽放出来的

273

光芒，以及个案被这光芒照亮时的惊喜和催眠师被这光芒温暖时的感动。

"躲进小楼成一统，管他冬夏与春秋。"我坐在清静之初工作室里，一个电脑，一个鼠标，一杯茶，一个人，按照自己的节奏，或盘桓逗留，或快马加鞭，把心底忽明忽暗的感受将捻成丝、编织成篇。那个过程美极了，像是一个人在月下广庭轻歌曼舞，纵然无人唱和，也是一人可醉。有一次下楼的时候，我发现小区外面篱笆墙上印象中还是含苞待放的花朵竟然已经枯萎了。

在重新整理催眠实录文章的过程中，我一次又一次重听之前催眠的录音，一字一句记录催眠的过程，如饥似渴地吸收着潜意识的营养，丰富和印证我对这个世界的理解。这些催眠的时间离我或近或远，大概故事情节多还记得，但当我以旁观者的角度再一次聆听录音的时候，还是能被潜意识智慧的话语击中内心，产生深深的共鸣。

当然，我还会发现，有些地方自己应该进一步追问获取更多的信息，有些地方自己换一个说法提问会更自然。在这个过程中，我看到了自己的成长的空间和努力的方向。

我尽力记录我在催眠过程中的感受，但是有些感受我只能隐约地感到，一旦说出来，落在纸面上，就离当时的感觉远了。可能读者再加上自己的理解，与我最初的感觉已经是差之毫厘、谬以千里了。但是，我还是要写下来，让读者尽可能地从这些文字间管中窥豹，浮光掠影般瞥见催眠世界的繁花千树与野渡孤舟。

感谢方莉姐的信任，她支持我只管按照自己的感觉去写。毫无疑问，没有方莉姐的督促和支持，就没有这本书的诞生。此外，我要感谢我的好朋友毫芒，他对催眠的热情和专注让我敬佩，与他的交流和探讨让我在催眠技术上快速成长。感谢我的先生源清，是他包揽了家庭生活中的各种琐事，让我有大量的时间安心写作，并在我踟蹰犹豫、徘徊不前的时候一语中地指出我的心结所在。

当然，最应该感谢的还是我敬爱的朵奶奶——量子催眠技术的创始人朵洛莉丝·侃南（Dolores Cannon）女士。我三生有幸，能够跟随朵奶奶学习量子催眠技术，临听她的教诲；我在阅读朵奶奶的著作时，我经常被她的自信、谨慎所感动，也经常为她的幽默、机智而赞叹。她谦虚钻研、正直无畏的精神一直鼓舞和陪伴着我。如今朵奶奶已经驾鹤西去，把量子催眠技术和整个时代留给了我以及我的同伴们，我将在朵奶奶光辉的指引下，沿着她开创的道路，砥砺前行，责无旁贷。

春去秋来，风起雪落；花退残红，绿又成荫。当初那些简单的想法、零散的篇章已经变成了 50 余万字的一个系列三本书。"文章千古事，得失寸心知。"等有一天千山万水走过的时候，再回首，不是山水朦胧，苍茫一片，而是随手翻到哪一页都可以看到个案当初的迷茫、重生的喜悦与鲜活的感动，看着自己一步步坚定的求索而踏实的成长，还有什么比这更好的呢？

流静

2018 年夏日

致　谢

感谢来到我面前的每一位个案，有你们成为我的个案，我才会成为一名真正的催眠师。

感谢来到我面前的每一位个案，借由你们的人生经历、催眠故事和潜意识智慧，我才可以迅速地丰富我对世界的认识，扩大我人生的格局，实现我的人生使命。

感谢每一位同意我分享你们催眠案例的个案，经由你们的催眠过程，点燃更多人内心之光，激起更多人去寻找自己人生使命的渴望。虽然还有很多个案的案例没有写成文字，写进书里，但我还是要感谢大家的授权允许。

书中出现的所有的案例，在催眠结束时已经征得个案的同意可以匿名分享。在结成此书时，也再一次通知到所有催眠个案，在此，我再一次感谢这些同意我分享的个案！谢谢你们！因为有你，才有我们催眠的过程，才有这些文字的素材，才会有这本书。

再次感谢所有个案对我的信任，感恩我们的遇见。